临床护理路径

（外科、妇产科及眼、耳鼻咽喉、口腔科）

主　　编　徐淑秀　姜小鹰
编 写 秘 书　朱宁宁
编委会顾问　马士盃　钱　军　徐锦程
　　　　　　杜丹丽　高自清
主　　审　路　潜　胡　雁

东南大学出版社
SOUTHEAST UNIVERSITY PRESS
·南京·

内容提要

本书是从临床护理工作实践出发,将护理工作内容分为护理评估、执行医嘱、基础及专科护理、健康指导、变异记录五个方面,按患者住院期间手术前、手术日、手术后顺序用表格的形式编写而成。本书形式新颖,具有科学性、规范性、可操作性的特点。

本书可用于指导临床护理人员的护理活动,也可用于新进人员的培训和护理专业学生临床实习指导。

图书在版编目(CIP)数据

临床护理路径 / 徐淑秀　姜小鹰主编 .— 南京：
东南大学出版社,2014.6
ISBN 978-7-5641-5017-4

Ⅰ.①临… Ⅱ.①徐…②姜… Ⅲ.①护理学 Ⅳ.
①R47

中国版本图书馆 CIP 数据核字(2014)第 116385 号

临床护理路径

出版发行	东南大学出版社
社　　址	南京市四牌楼 2 号
出 版 人	江建中
邮　　编	210096
印　　刷	南京工大印务有限公司
开　　本	787mm×1092mm　1/16
印　　张	7.5
字　　数	220 千字
书　　号	ISBN 978-7-5641-5017-4
版　　次	2014 年 6 月第 1 版　2014 年 6 月第 1 次印刷
印　　数	1—3000
定　　价	18.00 元

* 凡因印装质量问题,可直接向读者服务部调换。电话:025—83792328。

临床护理路径

主编 徐淑秀 姜小鹰

主审 路潜 胡雁

外科临床护理路径

主 编 朱宁宁 周 莹

副主编 樊桂莲

编 者（按姓氏笔画排序）

马 杰 朱宁宁 朱明芝 宋传硕

周 莹 郭丽娜 夏广梅 徐姝娟

雷婷婷 樊桂莲

妇产科临床护理路径

主 编 李金芝 章泾萍

副主编 洪 蕊

编 者（按姓氏笔画排序）

王 红 马 敏 李金芝 张 瑜

洪 蕊 顾婷婷 章泾萍

眼、耳鼻咽喉、口腔科临床护理路径

主 编 张 利

副主编 李秀川 杨从艳

编 者（按姓氏笔画排序）

刘 莉 李秀川 辛美灵 张 利

杨从艳 杨红霞 邹卫珍 滕小菊

前　言

　　临床路径是由医务人员共同制定的医疗护理程序，是一种包含了质量保证、循证医学、整体护理、持续质量改进的诊疗标准化方法，可为服务对象提供整体性、前瞻性、可塑性和持续性的医疗照顾。从 2009 年开始，卫生部医政司对 200 多个病种组织编写了临床路径，并出版了一套临床路径丛书。但临床路径是医护标准化服务的规范，在临床路径表中，护理部分只占其中很小的篇幅。因此，为更好地实施临床路径，需要细化临床护理路径来指导临床护理工作，以进一步将护理活动程序化和标准化。

　　鉴于此点，我们组织了蚌埠医学院附属医院、皖南医学院附属医院、徐州医学院附属医院临床一线工作人员，从临床护理工作实践出发，选定外科，妇产科，眼、耳鼻咽喉、口腔科共 33 个临床路径执行对象，按护理评估、执行医嘱、基础及专科护理、健康指导、变异记录五方面护理工作内容，以手术前、手术日、手术后顺序编写了患者住院期间的表格式临床护理路径。

　　本书融入了"以病人为中心"等现代医疗质量管理理念，具有科学性、规范性、可操作性的特点，可指导临床护士为病人提供标准化、同质性的护理服务，对于保障护理质量与安全、规范护理行为具有重要的意义。本书还可用于新进护理人员的培训，以及见习、实习护生的临床带教。

　　临床护理路径的执行绝不是只由护理人员决定，同样需要各方面人员的共同协作。在具体使用本书的过程中，各医院可根据本院的具体情况进行调整。

　　由于医学的不断发展，新的临床证据不断出现，加之编者水平所限，尚有不足之处，欢迎广大读者和同仁批评指正。

徐淑秀　姜小鹰

2013 年 10 月

目 录

外科临床护理路径

妇产科临床护理路径

眼、耳鼻咽喉、口腔科临床护理路径

外科临床护理路径

急性单纯性阑尾炎临床护理路径表单

适用对象：第一诊断为急性单纯性阑尾炎，行阑尾切除术

患者姓名 _____ 性别 ____ 年龄 ____ 住院号 _____ 进入路径日期 ____ 年 __ 月 __ 日

时间	住院第 1 天（急诊手术）	护士签名	住院第 1 天	护士签名
	手术前		手术后	
护理评估	□ 一般情况：生命体征、饮食及最后进食、既往病史、营养状况、药物过敏史、自理能力 □ 专科评估：腹部症状体征，阑尾点有无压痛，有无发热、腹泻等 □ 心理状况、社会支持状况 □ 经济状况		□ 定时评估生命体征、腹部体征 □ 麻醉恢复情况 □ 疼痛情况，指导患者评估方法 □ 切口情况 □ 有无出血等并发症 □ 置腹腔引流管或导尿管者注意引流情况 □ 睡眠情况 □ 心理状况	
执行医嘱	□ 胃肠外科（普外科）护理常规 □ 一级护理 □ 禁食水，并通知患者 □ 协助完成腹部超声（必要时）、腹部立位 X 线（必要时）、心电图、感染性疾病筛查（免疫八项）等准备 □ 留取血液标本，完成血常规、凝血功能、血生化等急诊检查 □ 遵医嘱给药 □ 嘱患者排空膀胱 □ 备皮		□ 胃肠外科术后护理常规 □ 一级护理 □ 禁食、禁水 □ 遵医嘱给药	
基础及专科护理	□ 介绍环境、医护人员等。告知住院规章制度，妥善保管贵重物品。介绍病房设施及使用方法（可根据病情简化） □ 给予半卧位 □ 佩戴腕带 □ 指导/协助清洁，更换病员服 □ 说明手术过程 □ 心理护理		□ 迎接患者，交接，填写记录 □ 平卧 6~8 小时后，改为半坐位，协助每 1~2 小时改变体位，活动肢体 □ 伤口护理 □ 留置引流管者进行相应护理 □ 疼痛护理 □ 心理护理 □ 尿潴留者给予相应护理 □ 做好个人清洁及生活护理	
健康指导	□ 对所执行的医嘱进行相应指导 □ 禁止吸烟 □ 解释术前及术后注意事项		□ 对所执行的医嘱进行相应指导 □ 促进自行排尿的方法 □ 深呼吸及有效咳嗽指导 □ 促进睡眠的方法 □ 早期下床活动的重要性，活动时保护切口及引流管方法	
变异记录	□ 无　　□ 有，原因： 1. 2.		□ 无　　□ 有，原因： 1. 2.	

急性阑尾炎临床护理路径表单（续表）

患者姓名 _____ 性别 _____ 年龄 _____ 住院号 _____ 进入路径日期 _____ 年 __ 月 __ 日

时间	住院第 2 天（术后第 1 天）	护士签名	住院第 3 天（术后第 2 天）	护士签名
护理评估	□ 定时评估生命体征 □ 胃肠功能恢复情况,是否排气 □ 病情变化,尤其腹部的症状体征 □ 疼痛情况 □ 切口及引流情况 □ 有无体液不足 □ 导尿管拔除后排尿情况,有无尿潴留 □ 有无出血、切口感染等并发症 □ 进食后腹部症状 □ 自理能力 □ 睡眠情况 □ 心理状况		□ 定时评估生命体征 □ 病情变化,尤其腹部的症状体征 □ 疼痛情况 □ 切口情况 □ 引流管拔除后渗液情况 □ 有无出血、腹腔残余脓肿、切口感染、切口裂开等并发症 □ 进食后腹部症状 □ 自理能力 □ 睡眠情况 □ 心理状况 □ 患者的出院需求	
执行医嘱	□ 胃肠外科术后护理常规 □ 二级护理 □ 禁食（阑尾穿孔者禁食时间稍长）,肠蠕动恢复后先予少量饮水,无不适后给米汤、面汤等清流质饮食 □ 遵医嘱给药		□ 胃肠外科术后护理常规 □ 二级护理 □ 浓流质饮食 □ 遵医嘱给药 □ 根据医嘱执行血常规、血生化等辅助检查	
基础及专科护理	□ 做好生活护理及清洁护理 □ 禁食期间做好口腔护理 □ 保暖 □ 半卧位,定时翻身 □ 鼓励及协助患者渐进式下床 □ 疼痛护理 □ 切口护理 □ 腹腔引流管护理及拔管后护理（留置者一般术后 24 小时拔除） □ 导尿管拔除后相应护理		□ 做好生活护理及清洁护理 □ 半卧位 □ 疼痛护理 □ 切口护理 □ 协助患者下床活动	
健康指导	□ 对所执行的医嘱进行相应指导 □ 告知患者减轻伤口疼痛的方法,尤其咳嗽、深呼吸、活动、排泄等时 □ 饮食指导 □ 告知患者渐进式下床活动的方法和活动时保护切口及引流管的方法 □ 鼓励患者下床排尿,不能下床者指导其在床上使用大小便器		□ 对所执行的医嘱进行相应指导 □ 饮食指导 □ 给予出院前相应指导 □ 鼓励患者适当增加活动时间	
变异记录	□ 无　　□ 有,原因: 1. 2.		□ 无　　□ 有,原因: 1. 2.	

急性阑尾炎临床护理路径表单（续表）

患者姓名 _____ 性别 ____ 年龄 ____ 住院号 _____ 进入路径日期 ____ 年 __ 月 __ 日

时间	住院第4~5天（术后第3~4天）	护士签名	住院第6天（术后第5天）	护士签名
护理评估	□ 定时评估生命体征 □ 病情变化,尤其腹部的症状体征 □ 疼痛情况 □ 切口情况 □ 有无并发症 □ 进食后腹部症状 □ 自理能力 □ 睡眠情况 □ 心理状况		□ 病情变化,尤其腹部的症状体征 □ 疼痛情况 □ 切口愈合情况 □ 有无并发症 □ 进食后腹部症状 □ 自理能力 □ 睡眠情况 □ 心理状况	
执行医嘱	□ 胃肠外科术后护理常规 □ 第4天二级护理,第5天改三级护理 □ 第4天半流质饮食,第5天改软食 □ 遵医嘱取相关标本,复查血常规及相关指标（必要时） □ 遵医嘱给药 □ 做好出院相关准备		□ 胃肠外科术后护理常规 □ 三级护理 □ 普食 □ 遵医嘱给药 □ 执行出院临时医嘱	
基础及专科护理	□ 做好生活护理及清洁护理 □ 半卧位 □ 疼痛护理 □ 切口护理 □ 协助患者下床活动		□ 做好生活护理及清洁护理 □ 半卧位 □ 疼痛护理 □ 切口护理 □ 协助患者下床活动	
健康指导	□ 对所执行的医嘱进行相应指导 □ 告知患者一般伤口拆线时间 □ 逐渐增加活动时间		□ 告知患者一般伤口拆线时间 □ 逐渐增加活动时间 给予出院指导: □ 随访时间 □ 出院带药指导 □ 饮食指导:保持良好的饮食习惯,保持大便通畅 □ 活动与休息指导,劳逸结合 □ 伤口指导:保持清洁干燥,伤口观察内容,需及时就诊的异常情况,拆线时间 □ 提供咨询渠道	
变异记录	□ 无　　□ 有,原因: 1. 2.		□ 无　　□ 有,原因: 1. 2.	

腹股沟疝临床护理路径表单

适用对象：第一诊断为腹股沟疝，行腹股沟疝无张力修补术

患者姓名 ＿＿＿＿ 性别 ＿＿＿ 年龄 ＿＿＿ 住院号 ＿＿＿＿ 进入路径日期 ＿＿＿年＿月＿日

时间	住院第 1 天（急诊手术）			
	手术前	护士签名	手术后	护士签名
护理评估	□ 一般情况：生命体征、饮食及排便、既往病史、营养状况、药物过敏史、糖尿病病史、自理能力 □ 专科评估：腹部体征，疝块的大小、质地，有无压痛，能否回纳，有无腹压增加的因素等 □ 心理状况、社会支持状况 □ 经济状况		□ 定时评估生命体征、腹部体征 □ 麻醉恢复情况 □ 疼痛情况，指导患者评估方法 □ 砂袋加压切口，观察阴囊水肿情况 □ 有无出血等并发症 □ 置腹腔引流管或导尿管者注意引流情况 □ 睡眠情况及心理状况	
执行医嘱	□ 普外科护理常规 □ 一级护理 □ 禁食 12 小时，禁饮 4 小时（急症者立即禁食水），并通知患者及家属 □ 协助完成腹部立位 X 线（必要时）、腹部超声（必要时）、心电图、感染性疾病筛查（免疫八项）等准备 □ 留取血液标本，完成血常规、血型、凝血功能、血生化等急诊检查 □ 遵医嘱给药 □ 嘱患者排空膀胱 □ 备皮		□ 普外科术后护理常规 □ 一级护理 □ 禁食、禁水 □ 遵医嘱给药 □ 避免增加腹压	
基础及专科护理	□ 介绍环境、医护人员等；告知住院规章制度，妥善保管贵重物品；介绍病房设施及使用方法（可根据病情简化） □ 给予平卧位，儿童避免大声哭闹 □ 佩戴腕带，核对患者身份 □ 遵医嘱术中带药 □ 指导/协助清洁，更换病员服 □ 说明手术过程 □ 心理护理		□ 迎接患者，交接，填写记录 □ 平卧位，抬高阴囊，适当活动肢体 □ 伤口护理，儿童避免尿液污染伤口 □ 留置引流管者进行相应护理 □ 疼痛护理 □ 心理护理 □ 尿潴留者给予相应护理 □ 做好个人清洁及生活护理	
健康指导	□ 对所执行的医嘱进行相应指导 □ 避免腹内压增高的方法 □ 解释术前及术后注意事项		□ 对所执行的医嘱进行相应指导 □ 促进自行排尿的方法 □ 砂袋加压切口，咳嗽时按压伤口 □ 避免腹内压增高 □ 活动指导：行踝部、下肢运动 □ 促进睡眠的方法	
变异记录	□ 无　　□ 有，原因： 1. 2.		□ 无　　□ 有，原因： 1. 2.	

腹股沟疝临床护理路径表单（续表）

患者姓名 ＿＿＿＿ 性别 ＿＿＿ 年龄 ＿＿＿ 住院号 ＿＿＿＿ 进入路径日期 ＿＿＿ 年 ＿＿ 月 ＿＿ 日

时间	住院第2天（术后第1天）	护士签名	住院第3天（术后第2天）	护士签名
护理评估	□ 定时评估生命体征 □ 胃肠功能恢复情况,是否排气 □ 病情变化,尤其阴囊有无水肿 □ 疼痛情况 □ 切口及引流情况 □ 有无体液不足 □ 导尿管拔除后排尿情况,有无尿潴留 □ 有无出血、切口感染等并发症 □ 进食后腹部症状、有无呕吐等情况 □ 自理能力 □ 睡眠情况 □ 心理状况		□ 定时评估生命体征 □ 病情变化,尤其阴囊有无水肿 □ 疼痛情况 □ 切口情况 □ 引流管拔除后渗液情况 □ 有无出血、切口感染、切口裂开等并发症 □ 进食后腹部症状 □ 自理能力 □ 睡眠情况 □ 心理状况 □ 患者的出院需求	
执行医嘱	□ 普外科术后护理常规 □ 二级护理 □ 流质饮食,肠蠕动恢复后先少量饮水,无不适后给米汤、面汤等清淡流质食物 □ 遵医嘱给药		□ 普外科术后护理常规 □ 二级护理 □ 半流质饮食 □ 遵医嘱给药 □ 根据医嘱执行血常规、血生化等检查	
基础及专科护理	□ 做好生活护理及清洁护理 □ 禁食期间做好口腔护理 □ 保暖 □ 半卧位,定时翻身 □ 鼓励及协助患者渐进式下床 □ 疼痛护理 □ 切口护理,咳嗽时用手按压切口 □ 腹腔引流管护理及拔管后护理 □ 导尿管拔除后相应护理,儿童做好排尿指导,防止尿液污染伤口		□ 做好生活护理及清洁护理 □ 半卧位 □ 疼痛护理 □ 切口护理 □ 协助患者下床活动	
健康指导	□ 对所执行的医嘱进行相应指导 □ 减轻伤口疼痛方法,尤其咳嗽、深呼吸、活动、排泄等时 □ 饮食指导 □ 渐进式下床活动方法,活动时保护切口及引流管方法 □ 鼓励患者下床排尿,不能下床者指导床上使用便器的方法		□ 对所执行的医嘱进行相应指导 □ 饮食指导 □ 鼓励患者适当增加活动时间	
变异记录	□ 无　　□ 有,原因: 1. 2.		□ 无　　□ 有,原因: 1. 2.	

腹股沟疝临床护理路径表单（续表）

患者姓名 _____ 性别 ____ 年龄 ____ 住院号 _____ 进入路径日期 ____ 年 __ 月 __ 日

时间	住院第4~5天（术后第3~4天）	护士签名	住院第6天（术后第5天）	护士签名
护理评估	□ 定时评估生命体征 □ 病情变化,腹部症状体征,阴囊水肿情况 □ 疼痛情况 □ 切口情况 □ 有无并发症 □ 进食后腹部症状 □ 自理能力 □ 睡眠情况 □ 心理状况		□ 病情变化,腹部症状体征 □ 疼痛情况 □ 切口愈合情况 □ 有无并发症 □ 进食后腹部症状 □ 自理能力 □ 睡眠情况 □ 心理状况	
执行医嘱	□ 普外科术后护理常规 □ 二级护理（第4天）,第5天改三级护理 □ 半流质饮食（第4天）,第5天改软食 □ 遵医嘱取相关标本,复查血常规及相关指标（必要时） □ 遵医嘱给药 □ 做好出院相关准备		□ 普外科术后护理常规 □ 三级护理 □ 普食 □ 遵医嘱给药 □ 执行出院临时医嘱	
基础及专科护理	□ 做好生活护理及清洁护理 □ 半卧位 □ 疼痛护理 □ 切口护理 □ 协助患者下床活动		□ 做好生活护理及清洁护理 □ 半卧位 □ 疼痛护理 □ 切口护理 □ 协助患者下床活动	
健康指导	□ 对所执行的医嘱进行相应指导 □ 告知患者一般切口拆线时间 □ 逐渐增加活动时间 □ 给予出院前相应指导		给予出院指导: □ 逐渐增加活动时间 □ 随访时间 □ 出院带药指导 □ 饮食指导:保持良好饮食习惯,多饮水保持大便通畅,注意保暖防止受凉 □ 活动与休息指导,劳逸结合 □ 伤口指导:保持清洁干燥,伤口观察及异常情况的及时就诊 □ 告知拆线时间 □ 提供咨询渠道	
变异记录	□ 无　　□ 有,原因: 1. 2.		□ 无　　□ 有,原因: 1. 2.	

胆囊结石（急性发作）临床护理路径表单

适用对象：第一诊断为胆囊结石，行腹腔镜胆囊切除术

患者姓名 _____ 性别 _____ 年龄 _____ 住院号 _____ 进入路径日期 _____ 年 __ 月 __ 日

时间	住院第1天（急诊手术）			
	手术前	护士签名	手术后	护士签名
护理评估	□ 一般情况：生命体征、饮食习惯、既往病史、用药史、营养状况、药物过敏史、自理能力 □ 专科评估：腹部症状体征，有无疼痛、压痛、反跳痛，有无腹泻、黄疸，疼痛与进食及睡眠的关系等 □ 心理状况、社会支持状况 □ 经济状况		□ 定时评估生命体征、血氧饱和度、腹部体征、腰背部有无酸胀不适 □ 麻醉恢复情况 □ 疼痛情况，指导患者评估方法 □ 切口情况 □ 有无出血等并发症 □ 置管引流者注意引流情况 □ 睡眠情况、心理状况	
执行医嘱	□ 普外科护理常规 □ 一级护理 □ 低脂饮食，禁食（需手术时） □ 协助完成腹部立位X线（必要时）、腹部超声、心电图、感染性疾病筛查（免疫八项）等准备 □ 留取血液标本，完成血常规、凝血功能、血生化、肝肾功能、血淀粉酶（疼痛严重时）等急诊检查 □ 遵医嘱给药、备皮 □ 嘱患者排空膀胱		□ 普外科术后护理常规 □ 一级护理 □ 禁食水 □ 遵医嘱给药	
基础及专科护理	□ 介绍环境、医护人员等。告知住院规章制度，妥善保管贵重物品。介绍病房设施及使用方法（可根据病情简化） □ 给予舒适位 □ 佩戴腕带 □ 清洁脐孔，备皮 □ 指导/协助清洁，更换病员服 □ 说明手术过程 □ 心理护理		□ 迎接患者，交接，填写记录 □ 平卧6~8小时后，改半卧位，协助每1~2小时改变体位，活动肢体 □ 伤口护理 □ 留置引流管者进行相应护理 □ 疼痛护理 □ 吸氧 □ 心理护理 □ 尿潴留者给予相应护理 □ 做好个人清洁及生活护理	
健康指导	□ 对所执行的医嘱进行相应指导 □ 禁止吸烟 □ 解释术前及术后注意事项		□ 对所执行的医嘱进行相应指导 □ 促进自行排尿的方法 □ 深呼吸及有效咳嗽指导 □ 促进睡眠的方法 □ 早期下床活动的重要性，活动时保护切口及引流管的方法	
变异记录	□ 无　　□ 有，原因： 1. 2.		□ 无　　□ 有，原因： 1. 2.	

胆囊结石（急性发作）临床护理路径表单（续表）

患者姓名 _____ 性别 ____ 年龄 ____ 住院号 _____ 进入路径日期 ____ 年 __ 月 __ 日

时间	住院第2天（术后第1天）	护士签名	住院第3天（术后第2天）	护士签名
护理评估	□ 定时评估生命体征 □ 胃肠功能恢复情况，是否排气 □ 病情变化，尤其腹部的症状体征 □ 疼痛情况 □ 切口及引流情况 □ 导尿管拔除后排尿情况，有无尿潴留等 □ 有无出血、切口感染、胆瘘等并发症 □ 进食后腹部症状 □ 自理能力 □ 睡眠情况 □ 心理状况		□ 定时评估生命体征 □ 病情变化，尤其腹部的症状体征 □ 疼痛情况 □ 切口情况 □ 黄疸消退情况 □ 引流管拔除后渗液情况 □ 有无出血、腹腔残余脓肿、切口感染、切口裂开等并发症 □ 进食后腹部症状 □ 自理能力 □ 睡眠情况、心理状况 □ 患者的出院需求	
执行医嘱	□ 普外科术后护理常规 □ 一级护理 □ 低脂半流质饮食（胆囊急性炎症患者禁食时间稍长），清淡饮食为主，少食多餐 □ 遵医嘱给药		□ 普外科术后护理常规 □ 二级护理 □ 低脂半流质饮食 □ 遵医嘱给药 □ 根据医嘱执行血常规、血生化等辅助检查	
基础及专科护理	□ 做好生活护理及清洁护理 □ 做好口腔护理 □ 保暖 □ 根据病情吸氧 □ 半卧位，定时翻身 □ 鼓励及协助患者渐进式下床 □ 疼痛护理 □ 切口护理 □ 腹腔引流管护理及拔管后护理（留置者一般术后24小时拔除） □ 导尿管拔除后相应护理		□ 做好生活护理及清洁护理 □ 半卧位 □ 疼痛护理 □ 切口护理 □ 病情变化，尤其腹部症状体征 □ 协助患者下床活动	
健康指导	□ 对所执行的医嘱进行相应指导 □ 减轻伤口疼痛方法，尤其咳嗽、深呼吸、活动、排泄等时 □ 饮食指导 □ 渐进式下床活动方法，活动时保护切口及引流管方法 □ 鼓励患者下床排尿，不能下床者指导床上使用大小便器的方法		□ 对所执行的医嘱进行相应指导 □ 饮食指导 □ 给予出院前相应指导 □ 鼓励患者适当增加活动时间	
变异记录	□ 无　　□ 有，原因： 1. 2.		□ 无　　□ 有，原因： 1. 2.	

胆囊结石（急性发作）临床护理路径表单（续表）

患者姓名 _____ 性别 ____ 年龄 ____ 住院号 _____ 进入路径日期 ____ 年 __ 月 __ 日

时间	住院第 4~5 天（术后第 3~4 天）	护士签名	住院第 6 天（术后第 5 天）	护士签名
护理评估	□ 定时评估生命体征 □ 病情变化,尤其腹部的症状体征 □ 疼痛情况 □ 切口情况 □ 有无并发症 □ 进食后腹部症状 □ 自理能力 □ 睡眠情况 □ 心理状况		□ 病情变化,尤其腹部的症状体征 □ 疼痛情况 □ 切口愈合情况 □ 有无并发症 □ 进食后腹部症状 □ 自理能力 □ 睡眠情况 □ 心理状况	
执行医嘱	□ 普外科术后护理常规 □ 三级护理（第 4 天） □ 低脂普食 □ 遵医嘱取相关标本,复查血常规、肝肾功能及相关指标（必要时） □ 遵医嘱给药 □ 做好出院相关准备		□ 普外科术后护理常规 □ 三级护理 □ 低脂普食 □ 遵医嘱给药 □ 执行出院临时医嘱	
基础及专科护理	□ 做好生活护理及清洁护理 □ 半卧位 □ 疼痛护理 □ 切口护理 □ 协助患者下床活动		□ 做好生活护理及清洁护理 □ 半卧位 □ 疼痛护理 □ 切口护理 □ 病情变化,尤其腹部的症状体征 □ 协助患者下床活动	
健康指导	□ 对所执行的医嘱进行相应指导 □ 告知患者一般伤口拆线时间 □ 逐渐增加活动时间		□ 告知患者一般伤口拆线时间 □ 逐渐增加活动时间 给予出院指导: □ 随访时间 □ 出院带药指导 □ 饮食指导:保持良好的饮食习惯,低脂、高热量、高蛋白、易消化食物,少食多餐,禁食辛辣刺激性食物 □ 活动与休息指导,劳逸结合 □ 伤口指导:保持清洁干燥,伤口观察,异常情况及时就诊,拆线时间 □ 提供咨询渠道	
变异记录	□ 无　　□ 有,原因: 1. 2.		□ 无　　□ 有,原因: 1. 2.	

甲状腺功能亢进临床护理路径表单

适用对象：第一诊断为甲状腺功能亢进，行甲状腺大部切除术

患者姓名 ＿＿＿ 性别 ＿＿ 年龄 ＿＿ 住院号 ＿＿＿ 进入路径日期 ＿＿ 年 ＿ 月 ＿ 日

时间	住院第1天	护士签名	住院第2天	护士签名
护理评估	□一般情况：生命体征、饮食及最后进食、既往病史、用药史、营养状况、有无感染劳累精神刺激、药物过敏史、自理能力 □专科评估：有无高代谢综合征、神经系统、心血管系统、消化系统症状、肿块大小、质地、有无触痛等，有无眼球突出、眼裂增宽等 □心理状况、社会支持状况、经济状况		□及时评估生命体征、血氧饱和度，了解动态变化 □合作程度 □睡眠情况 □心理状况	
执行医嘱	□普外科护理常规 □三级护理 □普食 □协助完成颈部摄X线、甲状腺超声、心电图、超声心动图（必要时）、感染性疾病筛查（免疫八项）等准备 □留取血液标本，完成血常规、凝血功能、血生化、甲状腺功能等检查 □测基础代谢率 □耳鼻咽喉科会诊（喉镜检查） □遵医嘱给药		□普外科术后护理常规 □三级护理 □普食 □遵医嘱给药 □遵医嘱术中带药 □测基础代谢率 □完善相关检查	
基础及专科护理	□介绍环境、医护人员、病房设施及用法等。告知住院制度，妥善保管贵重物品 □给予舒适体位 □高热量、高蛋白、富含维生素饮食 □佩戴腕带 □指导/协助清洁，更换病员服 □指导患者进行手术体位的练习：将软枕垫于肩部，保持头低、颈过伸位 □午夜后禁食、禁饮，翌晨查空腹血 □心理护理		□给予颈过伸体位训练 □高热量、高蛋白、富含维生素饮食 □告知患者可能要留置导尿管、颈前引流管，说明其目的和注意事项 □术前沐浴、更衣，取下义齿 □据医嘱做好药物过敏试验 □术前12小时禁食、4小时禁饮 □保持夜间病房安静，协助有效睡眠 □心理护理	
健康指导	□对所执行的医嘱进行相应指导 □禁止吸烟 □注意保暖、防止受凉		□对所执行的医嘱进行相应指导 □指导患者有效咳嗽、咳痰及床上排便的方法 □禁止吸烟 □注意保暖、防止受凉 □解释术前及术后注意事项	
变异记录	□无　　□有，原因： 1. 2.		□无　　□有，原因： 1. 2.	

甲状腺功能亢进临床护理路径表单（续表）

患者姓名 _____ 性别 ____ 年龄 ____ 住院号 _____ 进入路径日期 ____ 年 __ 月 __ 日

时间	住院第3天（手术当天）	护士签名	住院第4天（术后第1天）	护士签名
护理评估	□ 定时评估生命体征（尤其 T、P、R） □ 病情变化,尤其是颈部体征 □ 疼痛情况 □ 切口及引流情况 □ 有无体液不足 □ 留置尿管情况（未置管者有无尿潴留） □ 有无出血、感染,手足抽搐、甲亢危象、呼吸困难、窒息、神经损伤等并发症 □ 发音情况 □ 自理能力、睡眠情况、心理状况		□ 定时评估生命体征 □ 导尿管拔除后排尿情况,有无尿潴留 □ 进食后有无呛咳症状 □ 病情变化,尤其颈部有无肿胀疼痛 □ 切口情况,引流管处于负压吸引状态 □ 有无出血、感染,手足抽搐、甲亢危象、呼吸困难、窒息、神经损伤等并发症 □ 进食后有无呛咳、发音吞咽情况 □ 有无手脚及面部麻木情况 □ 自理能力、睡眠情况、心理状况	
执行医嘱	□ 普外科术后护理常规 □ 一级护理 □ 禁食 □ 遵医嘱给药		□ 普外科术后护理常规 □ 二级护理 □ 温凉流质饮食,先予少量饮水,无呛咳后给米汤、面汤等清流质饮食 □ 遵医嘱给药 □ 根据医嘱执行血常规、血生化等检查	
基础及专科护理	□ 迎接患者,交接,填写记录 □ 心电监护,密切观察生命体征 □ 氧气吸入 □ 平卧6~8小时后,改半坐位,颈部制动,砂袋加压。协助每1~2小时改变体位 □ 伤口护理、疼痛护理、心理护理 □ 留置引流管者进行相应护理 □ 尿潴留者给予相应护理 □ 倾听患者的声音有无沙哑 □ 做好个人清洁及生活护理、保暖 □ 做好口腔护理 □ 床边备气切包		□ 做好生活护理及清洁护理 □ 半卧位 □ 疼痛护理 □ 切口护理 □ 鼓励及协助患者渐进式下床 □ 半卧位,定时翻身 □ 疼痛护理 □ 切口护理 □ 导尿管拔除后相应护理 □ 床边备气切包	
健康指导	□ 对所执行的医嘱进行相应指导 □ 促进自行排尿的方法 □ 深呼吸及有效咳嗽指导（轻咳） □ 促进睡眠的方法 □ 对所执行的医嘱进行相应指导 □ 减轻伤口疼痛方法,注意保护颈部,勿大幅度活动 □ 饮食指导		□ 对所执行的医嘱进行相应指导 □ 饮食指导,温凉流质饮食,避免过烫 □ 鼓励患者适当增加活动时间 □ 渐进式下床活动方法,改变卧位、起身和咳嗽时用手固定颈部以减少震动 □ 鼓励患者下床排尿,不能下床者指导床上使用便器的方法 □ 感觉手脚麻木抽搐、呼吸困难胸闷,及时告知医务人员	
变异记录	□ 无　　□ 有,原因: 1. 2.		□ 无　　□ 有,原因: 1. 2.	

甲状腺功能亢进临床护理路径表单（续表）

患者姓名 ＿＿＿＿ 性别 ＿＿＿ 年龄 ＿＿＿ 住院号 ＿＿＿＿ 进入路径日期 ＿＿＿ 年 ＿ 月 ＿ 日

时间	住院第 5~6 天（术后第 2~3 天）	护士签名	住院第 7~8 天（术后第 4~5 天）	护士签名
护理评估	□ 定时评估生命体征 □ 引流管拔除后渗液情况 □ 病情变化,尤其颈部症状有无肿胀疼痛 □ 切口情况 □ 发音及吞咽情况 □ 有无出血、感染,手足抽搐、甲亢危象、呼吸困难、窒息、神经损伤等并发症 □ 自理能力 □ 睡眠情况 □ 心理状况		□ 病情变化,尤其颈部症状有无肿胀疼痛 □ 疼痛情况 □ 引流管拔除后渗液情况 □ 切口愈合情况 □ 有无并发症 □ 发音及吞咽情况 □ 自理能力 □ 睡眠情况 □ 心理状况	
执行医嘱	□ 普外科术后护理常规 □ 二级护理（第 5 天）,第 6 天改三级护理 □ 半流质饮食（第 5 天）,第 6 天改软食 □ 遵医嘱取相关标本,复查血常规及相关指标（必要时） □ 遵医嘱给药 □ 做好出院相关准备		□ 普外科术后护理常规 □ 三级护理 □ 普食 □ 遵医嘱给药 □ 执行出院临时医嘱	
基础及专科护理	□ 做好生活护理及清洁护理 □ 半卧位 □ 疼痛护理 □ 切口护理 □ 协助患者下床活动		□ 做好生活护理及清洁护理 □ 半卧位 □ 疼痛护理 □ 切口护理 □ 协助患者下床活动	
健康指导	□ 对所执行的医嘱进行相应指导 □ 告知患者一般伤口拆线时间 □ 逐渐增加活动时间 □ 给予出院前相应指导		给予出院指导: □ 逐渐增加活动时间 □ 随访时间 □ 出院带药指导 □ 饮食指导 □ 活动与休息指导,劳逸结合 □ 伤口指导:保持清洁干燥,伤口观察及异常情况的及时就诊 □ 告知拆线时间 □ 提供咨询渠道	
变异记录	□ 无　　□ 有,原因: 1. 2.		□ 无　　□ 有,原因: 1. 2.	

乳腺癌临床护理路径表单

适用对象：第一诊断为乳腺癌，行改良根治术

患者姓名 _____ 性别 ____ 年龄 ____ 住院号 _____ 进入路径日期 ____ 年 __ 月 __ 日

时间	住院第 1 天	护士签名	住院第 2~4 天	护士签名
护理评估	□ 一般情况：生命体征、既往病史、营养状况、饮食习惯、药物过敏史、自理能力、女性患者月经史、患者对疾病认知 □ 专科评估：乳腺的大小及外形、乳头位置及指向、乳房皮肤完整性、乳房肿块大小及性质、溢液及淋巴结情况 □ 心理情况及家庭支持 □ 经济状况		□ 体温、脉搏（每天 2 次） □ 患者心理状态 □ 睡眠 □ 进食情况 □ 乳房皮肤完整性 □ 查阅各项检查、检验报告单，了解阳性检查结果	
执行医嘱	□ 乳腺外科护理常规 □ 二级护理 □ 饮食：根据患者情况 □ 留取血液、尿、便标本		□ 乳腺外科护理常规 □ 二级护理 □ 饮食：根据患者情况 □ 晨抽空腹血标本 □ 协助患者完善辅助检查 □ 遵医嘱完善术前准备	
基础及专科护理	□ 测患者体重、身高 □ 监测生命体征 □ 卫生处置：修剪指（趾）甲、清除指甲油、剃须、洗澡，更换病员服 □ 戴腕带 □ 心理护理：消除恐惧，稳定情绪		□ 晨间护理 □ 每 1~2 小时巡视病房 1 次（包括各种床边治疗护理） □ 晚间护理 □ 术前适应性训练 □ 卫生处置：备皮、洗澡、更换病员服，修剪指（趾）甲、清除指甲油、剃胡须，女性患者再次询问月经史	
健康指导	□ 对所执行的医嘱进行相应指导 □ 住院须知 □ 心理支持 □ 饮食指导 □ 讲解术前检查项目及目的 □ 吸烟者，术前戒烟酒 □ 注意预防感冒 □ 合理睡眠 □ 保持口腔卫生 □ 有效咳嗽、咳痰的方法 □ 午夜后禁食、禁饮，翌晨查空腹血		□ 对所执行的医嘱进行相应指导 □ 告知术前营养支持的重要性和必要性 □ 告知良好睡眠对顺利度过围手术期的意义 □ 对患者采取适宜心理疏导 □ 指导并查看患者及其家属掌握适应性训练程度（有效咳痰、注意预防感冒） □ 配合手术室访视护士讲解手术室环境、麻醉方式，有关操作的目的、意义，说明术后放置引流管、使用胸带的意义及观察、配合的方法	
变异记录	□ 无　　□ 有，原因： 1. 2.		□ 无　　□ 有，原因： 1. 2.	

乳腺癌临床护理路径表单（续表）

患者姓名 _____ 性别 ____ 年龄 ____ 住院号 _____ 进入路径日期 ____年__月__日

时间	住院第 3~5 天（手术当日）	护士签名	住院第 4~6 天（术后 1 天）	护士签名
护理评估	术前 □ 心理状态、夜间睡眠 □ 晨测量生命体征 术后 □ 生命体征 □ 麻醉后神志 □ 患侧肢体的血运情况 □ 引流是否通畅,引流液的色、性质、量 □ 切口敷料 □ 术后不适、心理情况		□ 生命体征 □ 患侧肢体的血运情况 □ 引流是否通畅 □ 引流液的颜色、性质、量 □ 切口敷料 □ 睡眠情况及进食情况 □ 术后不适 □ 心理情况	
执行医嘱	□ 手术日晨置尿管 □ 反穿手术衣 □ 术后执行乳腺癌术后护理常规 □ 一级护理 □ 禁食 6 h 后给软食 □ 执行术后医嘱		□ 乳腺癌术后护理常规 □ 二级护理 □ 饮食:根据患者情况 □ 停保留导尿 □ 遵医嘱予以止血支持治疗	
基础及专科护理	□ 做好术晨护理,铺麻醉床并备好用物 □ 术毕,与手术室详细交接记录 □ 全麻后护理常规 □ 血压平稳后取半卧位 □ 及时观察各种管道是否固定、通畅,有无扭曲,引流液的颜色、性质、量并记录 □ 观察伤口情况 □ 患侧肩部制动,上肢抬高观察末梢血运情况,是否肿胀 □ 每半小时巡视病房 1 次（包括各种床边治疗护理） □ 床头交接 □ 晚间护理		□ 床头交接病情 □ 晨间护理 □ 密切观察生命体征 □ 半卧位,可下床活动 □ 及时观察各种管道及引流液 □ 更换引流瓶,记录引流量 □ 观察伤口情况 □ 患侧肩部制动,上肢抬高观察末梢血运情况,是否肿胀 □ 疼痛护理 □ 心理护理 □ 每小时巡视病房 1 次 □ 晚间护理	
健康指导	□ 对所执行的医嘱进行相应指导 □ 告知术后可能出现的不适及应对措施 □ 告知患者家属放置各引流管的意义及注意事项 □ 告知患侧肩部制动的意义 □ 指导其可做手指的主动和被动活动 □ 告知患者患肢半年内禁止输液、测血压		□ 对所执行的医嘱进行相应指导 □ 指导其家属扶持患者时只能扶健侧,健侧卧位。指导患者上下床方式 □ 指导患者握拳、屈腕运动 □ 饮食宜高蛋白、高维生素,少吃高脂肪、高糖食物	
变异记录	□ 无　　□ 有,原因: 1. 2.		□ 无　　□ 有,原因: 1. 2.	

乳腺癌临床护理路径表单（续表）

患者姓名 _____ 性别 _____ 年龄 _____ 住院号 _____ 进入路径日期 _____ 年 __ 月 __ 日

时间	住院第 7~15 天（术后 2~10 天）	护士签名	住院第 14 天（出院当日）	护士签名
护理评估	□ 生命体征 □ 患侧肢体的血运情况 □ 引流是否通畅、引流液的色、性质、量 □ 切口敷料 □ 睡眠情况及进食情况 □ 术后不适 □ 心理情况		□ 生命体征 □ 引流液的颜色、性质、量 □ 切口敷料 □ 心理情况	
执行医嘱	□ 乳腺癌术后护理常规 □ 二级护理 □ 饮食：根据患者情况 □ 遵医嘱予以止血、支持治疗		□ 出院医嘱	
基础及专科护理	□ 床头交接病情 □ 晨间护理 □ 密切观察生命体征 □ 半卧位，可下床活动 □ 及时观察各种管道是否固定通畅、无扭曲，引流液的色及质、量 □ 更换引流瓶，记录引流量 □ 观察伤口情况 □ 观察患侧是否肿胀 □ 心理护理 □ 每小时巡视病房 1 次（包括各种床边治疗护理） □ 晚间护理		□ 协助医师拔除引流管 □ 协助患者办理出院手续，向患者送爱心联系卡 □ 留患者联系电话，以便回访 □ 病历排序及督促医师签字，尽快归档 □ 床单位终末处理	
健康指导	□ 对所执行的医嘱进行相应指导 □ 术后告知患者弹力绷带包扎、术后一周肩部制动意义 □ 活动指导：术后 2~4 日可进行握拳、屈腕、屈肘运动；术后第 5 天开始练习用手掌摸对侧肩部及同侧耳郭的动作，术后 1 周指导患者循序渐进地进行患侧肩部及上肢的主动和被动活动 □ 进行出院相关准备		出院指导： □ 指导患者回家后以积极心态适应术后生活，自理个人生活 □ 坚持功能锻炼，但避免用患肢搬运、提拉过重物品 □ 嘱咐患者按时化疗 □ 5 年内必须避孕 □ 切口拆线后红肿及时就诊 □ 乳房自检方法 □ 用药指导	
变异记录	□ 无　　□ 有，原因： 1. 2.		□ 无　　□ 有，原因： 1. 2.	

食管癌临床护理路径表单

适用对象：第一诊断为食管癌，行食管癌切除消化道重建术

患者姓名 _____ 性别 _____ 年龄 _____ 住院号 _____ 进入路径日期 _____ 年 __ 月 __ 日

时间	住院第 1 天	护士签名	住院第 2~6 天	护士签名
护理评估	□ 一般情况：生命体征、既往病史、营养状况、饮食习惯、药物过敏史、自理能力、女性患者月经史、患者对疾病认知 □ 专科评估：进食情况、饮食性质、有无吞咽困难、疼痛的部位及性质 □ 心理情况及家庭支持 □ 经济状况		□ 体温、脉搏（每天 2 次） □ 患者心理状态 □ 睡眠情况 □ 进食情况	
执行医嘱	□ 胸外科护理常规 □ 二级护理 □ 根据病情给予：普食／软食／半流质／流质 □ 遵医嘱应用药物 □ 食管内镜＋活检 □ 影像学检查：胸片（正侧位）、胸部CT、上消化道造影、腹部超声或CT、颈部超声或CT □ 肺功能、动脉血气分析、心电图 □ 留取血液、尿、便标本		□ 胸外科护理常规 □ 二级护理 □ 根据病情给予：普食／软食／半流质／流质 □ 遵医嘱应用药物 □ 晨抽空腹血标本 □ 协助患者完善辅助检查	
基础及专科护理	□ 测患者体重、身高 □ 监测生命体征 □ 卫生处置：修剪指（趾）甲、清除指甲油、剃胡须、洗澡，更换病员服 □ 戴腕带		□ 晨间护理 □ 每 1~2 小时巡视病房 1 次（包括各种床边治疗护理） □ 有效咳痰、腹式呼吸训练 □ 晚间护理 □ 对患者采取适宜心理疏导	
健康指导	□ 对所执行的医嘱进行相应指导 □ 住院须知 □ 心理支持 □ 忌辛辣、刺激、坚硬、烫的饮食 □ 讲解术前检查项目及目的 □ 嘱戒烟酒 □ 保持口腔卫生，注意预防感冒 □ 合理睡眠 □ 指导腹式深呼吸及有效咳嗽、咳痰的训练方法 □ 午夜后禁食、禁饮，翌晨查空腹血		□ 对所执行的医嘱进行相应指导 □ 告知术前营养支持的重要性和必要性 □ 告知良好睡眠对顺利度过围手术期的意义 □ 指导进行呼吸功能锻炼 □ 指导进行床上大小便训练 □ 指导进行术侧上肢功能锻炼	
变异记录	□ 无　　□ 有，原因： 1. 2.		□ 无　　□ 有，原因： 1. 2.	

食管癌临床护理路径表单（续表）

患者姓名 ＿＿＿＿ 性别 ＿＿＿ 年龄 ＿＿＿ 住院号 ＿＿＿＿ 进入路径日期 ＿＿＿ 年 ＿＿ 月 ＿＿ 日

时间	住院第5~7天 （手术前一天）	护士 签名	住院第6~8天 （手术日）	护士 签名
护理评估	□ 查阅各项检查、检验报告单，了解阳性检查结果 □ 目前营养状况，是否正常进食 □ 患者心理状态 □ 睡眠情况		术前 □ 患者心理状态、夜间睡眠 □ 晨测量生命体征 术后 □ 生命体征及呼吸音 □ 麻醉后神志 □ 胃肠减压、胸腔引流、尿管情况 □ 切口敷料情况 □ 疼痛 □ 皮肤	
执行医嘱	□ 胸外科护理常规 □ 二级护理 □ 流质饮食 □ 遵医嘱应用药物 □ 执行术前准备		□ 手术日晨置胃管、食管冲洗 □ 术后执行胸外科术后护理常规 □ 一级护理 □ 禁食 □ 执行术后医嘱	
基础及专科护理	□ 测量生命体征 □ 卫生处置：指导协助清洁，备皮，更换病员服，修剪指（趾）甲、剃胡须、女患者再次询问月经史 □ 每1~2小时巡视病房1次（包括各种床边治疗护理） □ 晚间灌肠		□ 术毕与手术室医护人员交接术中情况 □ 清醒后给予半卧位 □ 面罩吸氧，5~6 L/min □ 心电监护 □ 妥善固定各引流管 □ 术后3小时内严密观察每小时胸腔引流液的颜色及量并记录 □ 观察胃内引流液的色、量并记录，定时挤压胃管 □ 每半小时巡视病房一次 □ 床头交接 □ 晚间护理	
健康指导	□ 对所执行的医嘱进行相应指导 □ 指导并查看患者及其家属掌握适应性训练程度（有效咳痰、腹式呼吸、训练床上大小便、术侧上肢功能锻炼、床上四肢主被动运动） □ 注意预防感冒、保持口腔卫生 □ 指导患者术前8小时禁食，4小时禁水 □ 讲解术前准备的项目、目的、注意事项（备皮、术前用药、置管） □ 告知明晨置胃管及其目的意义		□ 对所执行的医嘱进行相应指导 □ 告知术后可能出现的不适感觉 □ 告知患者家属放置各引流管的目的及意义 □ 告知术后留置胃管期间禁食、禁水及其意义 □ 告知术后禁食期间不可咽下唾液 □ 了解疼痛程度，告知镇痛泵使用的目的及注意事项	
变异记录	□ 无　　□ 有，原因： 1. 2.		□ 无　　□ 有，原因： 1. 2.	

食管癌临床护理路径表单（续表）

患者姓名 _____ 性别 _____ 年龄 _____ 住院号 _____ 进入路径日期 _____ 年 __ 月 __ 日

时间	住院第7~9天（术后第1天）	护士签名	住院第8~22天（术后第2~14天）	护士签名
护理评估	□ 生命体征及呼吸音 □ 胸腔引流、胃肠减压、尿管情况 □ 切口敷料 □ 口腔情况 □ 皮肤情况 □ 疼痛 □ 患者心理状态 □ 睡眠情况		□ 生命体征及呼吸音 □ 胃肠减压、胸腔引流、尿管情况 □ 切口敷料 □ 疼痛 □ 进食状况、口腔情况 □ 皮肤情况 □ 患者心理状态 □ 睡眠情况	
执行医嘱	□ 胸外科术后护理常规 □ 一级护理 □ 禁食 □ 遵医嘱应用药物		□ 胸外科术后护理常规 □ 二级护理 □ 术后7~9天开始进清流食→流质→半流质 □ 遵医嘱应用药物 □ 肠内营养	
基础及专科护理	□ 床头交接病情 □ 测量生命体征 □ 给予患者面罩吸氧，5~6 L/min □ 给予半卧位 □ 口腔护理每日2次 □ 更换引流装置：胸腔引流瓶、尿袋、胃肠负压袋，保持各种管道通畅 □ 观察引流管位置，引流液的色、质、量并记录，异常时立即通知医生并配合处理 □ 雾化吸入，给予拍背，协助患者排痰，1~2小时一次，必要时行鼻导管深部吸痰 □ 1~2小时翻身一次 □ 每半小时巡视病房1次		□ 测量生命体征 □ 给予半卧位 □ 口腔护理，指导患者刷牙 □ 留置引流管者进行相应护理 □ 翻身、拍背协助排痰、呼吸功能训练 □ 雾化吸入 □ 观察伤口敷料 □ 拔出胸腔引流管后注意有无胸闷、呼吸困难、切口漏气、渗液、出血、皮下气肿等，如有异常及时通知医师处理 □ 观察进食后有无呕吐、胃酸反流，有无腹胀、腹泻 □ 晚间护理	
健康指导	□ 对所执行的医嘱进行相应指导 □ 告知患者行腹式呼吸及有效咳嗽排痰的重要性。每1~2小时鼓励患者深呼吸、有效咳嗽排痰 □ 指导患者下肢主动运动 □ 指导患者做肩臂主动运动：过度伸臂、内收、前屈上肢、内收肩胛骨		□ 对所执行的医嘱进行相应指导 □ 指导患者家人与患者交流，了解患者的内心体验 □ 具体指导患者饮食：试饮水→全清流质→流质→半流质 □ 指导患者行腹式呼吸及有效咳嗽排痰 □ 指导患者术侧肩关节运动 □ 指导患者活动	
变异记录	□ 无　　□ 有，原因： 1. 2.		□ 无　　□ 有，原因： 1. 2.	

食管癌临床护理路径表单（续表）

患者姓名 _____ 性别 ___ 年龄 ___ 住院号 _____ 进入路径日期 ____ 年 __ 月 __ 日

时间	住院第 18~28 天 （术后第 10~19 天）	护士 签名	出院日	护士 签名
护理评估	□ 进食状况 □ 切口敷料 □ 疼痛 □ 口腔情况 □ 皮肤情况 □ 睡眠情况		□ 体温 □ 切口愈合 □ 患者心理状态 □ 进食状况	
执行医嘱	□ 胸外科术后护理常规 □ 二级护理 □ 饮食：流质→半流质 □ 遵医嘱应用药物		□ 出院医嘱	
基础及专科护理	□ 监测生命体征 □ 给予半卧位 □ 雾化吸入 □ 观察伤口敷料 □ 观察有无呕吐、胃酸反流 □ 心理与生活护理		□ 监测生命体征 □ 协助病人整理用物,注意保管好出院小结、CT 片等 □ 向患者送爱心联系卡,留患者联系电话,以便回访 □ 病历排序及督促医师签字,尽快归档	
健康指导	□ 指导深呼吸、有效咳痰 □ 告知患者一般伤口拆线时间 □ 活动与休息指导 □ 指导恢复饮食		□ 指导患者家属办理出院手续 □ 交代出院后的注意事项 □ 出院饮食指导：术后 3 周后若无特殊不适可进普食,但应注意少食多餐,细嚼慢咽,防止进食过多、速度过快,避免进食生、冷、硬食物	
变异记录	□ 无　　□ 有,原因： 1. 2.		□ 无　　□ 有,原因： 1. 2.	

前列腺增生临床路径表单

适用对象：第一诊断为前列腺增生，行经尿道前列腺电切术

患者姓名 _____ 性别 ____ 年龄 ____ 住院号 _____ 进入路径日期 ____ 年 __ 月 __ 日

时间	住院第 1 天	护士签名	住院第 2 天（术前日）	护士签名
护理评估	□ 生命体征 □ 是否有尿频，夜间更为明显 □ 排尿困难是否逐渐加重 □ 是否下腹有胀满不适 □ 有无受凉、劳累、酒后突然不能排尿 □ 是否有血尿、膀胱刺激症等 □ 吸烟、饮食、饮酒和性生活等情况 □ 既往健康史 □ 心理、社会支持		□ 生命体征 □ 睡眠情况 □ 辅助检查情况 □ 心理－社会状况	
执行医嘱	□ 泌尿外科护理常规 □ 一级或二级护理 □ 普食 □ 遵医嘱应用药物 □ 血常规；尿常规；大便常规 □ 辅助检查：胸片；心电图；直肠指检；尿流率测定；B 超检查；血清前列腺特异抗原（PSA）测定等		□ 泌尿外科护理常规 □ 一级或二级护理 □ 普通饮食 □ 遵医嘱应用药物 □ 协助患者完成各项检查，查阅各项检查、检验结果 □ 遵医嘱完善术前准备 □ 备皮、配血 □ 灌肠或口服泻药	
基础及专科护理	□ 测量生命体征 □ 介绍病房环境、制度、设施及使用方法 □ 卫生处置：洗澡、更换病员服、修剪指（趾）甲、剃胡须 □ 戴腕带，协助患者完成检查 □ 观察用药后反应 □ 午夜后禁食、禁饮，翌晨查空腹血 □ 晨晚间护理、夜间巡视病房 □ 观察患者睡眠情况 □ 心理护理		□ 测量生命体征 □ 配合手术室访视护士讲解手术室环境、麻醉方式、有关操作目的、意义 □ 通知患者 20:00 禁食、24:00 禁水，讲解禁食、水的意义 □ 备皮，指导患者沐浴 □ 指导患者注意预防感冒 □ 晨晚间护理、夜间巡视病房，观察患者睡眠情况 □ 心理护理	
健康指导	□ 饮食指导：嘱患者多吃粗纤维、易消化食物，忌烟酒及食辛辣、刺激性食物；多饮水，每日 2 000~3 000 ml，心肾功能不全者，饮水少于 1 000 ml □ 完善相关检查并讲明各种检查的目的，讲解疾病相关知识 □ 午夜后禁食、禁饮，翌晨查空腹血		□ 指导患者练习床上大小便、深呼吸及有效咳嗽 □ 告知病人疾病相关的知识，使患者理解手术的必要性 □ 告知麻醉、手术的相关知识，使患者掌握术前准备的具体内容	
变异记录	□ 无　　□ 有，原因 1. 2.		□ 无　　□ 有，原因： 1. 2.	

前列腺增生临床路径表单（续表）

患者姓名 ＿＿＿＿ 性别 ＿＿＿ 年龄 ＿＿＿ 住院号 ＿＿＿＿ 进入路径日期 ＿＿＿ 年 ＿＿ 月 ＿＿ 日

时间	住院第3天 （手术日）	护士 签名	住院第4~6天 （术后1~3天）	护士 签名
护理评估	☐ 生命体征 ☐ 有无上呼吸道感染 ☐ 麻醉恢复情况 ☐ 膀胱造瘘口情况、留置尿管情况 ☐ 膀胱冲洗是否通畅 ☐ 术后有无不适、有无并发症 ☐ 睡眠情况 ☐ 心理－社会状况		☐ 生命体征 ☐ 膀胱造瘘口情况 ☐ 膀胱冲洗是否通畅 ☐ 留置尿管情况 ☐ 术后有无不适、有无并发症 ☐ 睡眠情况 ☐ 心理－社会状况	
执行医嘱	☐ 泌尿外科术后护理常规 ☐ 一级护理 ☐ 禁食 ☐ 心电监护、吸氧 ☐ 记录24 h尿量，持续膀胱冲洗 ☐ 遵医嘱给药		☐ 泌尿外科术后护理常规 ☐ 一级护理 ☐ 高热量、高蛋白质、高维生素饮食 ☐ 停膀胱冲洗 ☐ 遵医嘱给药	
基础及专科护理	☐ 术前换病员服，取下义齿和贵重物品 ☐ 术前遵医嘱应用抗菌药物 ☐ 术毕与手术室详细交接并记录 ☐ 术后6小时内取去枕平卧位 ☐ 测量生命体征，观察其变化 ☐ 观察造瘘口敷料 ☐ 观察引流管位置，引流液的色、质及量 ☐ 耻骨上膀胱造瘘患者，术后根据医嘱持续膀胱冲洗 ☐ 行导尿管牵引者牵引侧大腿外展15°制动 ☐ 观察膀胱冲洗情况 ☐ 观察患者疼痛和睡眠情况 ☐ 休息与活动 ☐ 心理护理 ☐ 晨晚间护理、夜间巡视		☐ 测量生命体征 ☐ 给予半卧位 ☐ 观察造瘘口敷料 ☐ 观察引流管位置、引流液色、质及量 ☐ 保持各种引流管道通畅 ☐ 会阴护理，每日2次 ☐ 鼓励和协助患者咳嗽、深呼吸 ☐ 鼓励患者多饮水，预防泌尿系感染及结石 ☐ 观察膀胱冲洗情况 ☐ 观察有无TUR综合征 ☐ 观察患者疼痛和睡眠情况 ☐ 观察患者睡眠情况 ☐ 休息与活动 ☐ 心理护理 ☐ 晨晚间护理、夜间巡视	
健康指导	☐ 告知术后可能出现的不适感觉，并给予指导 ☐ 指导术后并发症的预防措施 ☐ 提供安静休息、充足睡眠环境的指导 ☐ 活动：指导床上主动与被动活动，按摩患者下肢及受压部位，预防静脉血栓及压疮等并发症的发生		☐ 指导收缩腹肌、臀肌及肛门括约肌 ☐ 鼓励患者多饮水，保持大便通畅 ☐ 指导术后不适的原因及措施 ☐ 指导术后并发症的预防措施 ☐ 提供安静休息、充足睡眠环境的指导 ☐ 活动：指导床上主动与被动活动，防止下肢深静脉血栓形成	
变异记录	☐ 无　　☐ 有，原因 1. 2.		☐ 无　　☐ 有，原因 1. 2.	

前列腺增生临床路径表单（续表）

患者姓名 _____ 性别 _____ 年龄 _____ 住院号 _____ 进入路径日期 _____ 年 __ 月 __ 日

时间	住院第 7~8 天 （术后 4~5 天）	护士 签名	住院第 9~10 天 （出院日）	护士 签名
护理评估	☐ 生命体征 ☐ 造瘘口是否有漏尿 ☐ 尿管拔除后排尿功能是否恢复 ☐ 术后不适的评估 ☐ 相关检查有无异常 ☐ 自理能力 ☐ 睡眠情况 ☐ 心理 – 社会状况		☐ 生命体征 ☐ 造瘘口是否有漏尿 ☐ 尿管拔除后排尿功能是否恢复 ☐ 自理能力 ☐ 睡眠情况 ☐ 心理 – 社会状况	
执行医嘱	☐ 泌尿外科术后护理常规 ☐ 二级护理 ☐ 普通饮食 ☐ 遵医嘱给药		☐ 泌尿外科术后护理常规 ☐ 二级护理 ☐ 普通饮食 ☐ 遵医嘱给药 ☐ 停止各种医嘱,整理病历	
基础及专科护理	☐ 测量生命体征 ☐ 指导患者下床活动 ☐ 拔尿管前两日夹闭导尿管,每3~4小时间断放尿一次,训练膀胱的排尿功能 ☐ 协助医师拔除引流管 ☐ 观察造瘘口是否有漏尿情况,敷料浸湿者及时更换 ☐ 术后5日内禁止用肛管排气或灌肠,避免因用力排便而引起前列腺窝内的继发性出血		☐ 指导患者出院后以积极心态适应术后生活,自理个人生活 ☐ 进食高热量、高蛋白、高维生素饮食,多饮水,保持大便通畅,预防便秘,忌烟、限酒 ☐ 坚持体能训练,劳逸结合,循序渐进,避免感冒、劳累 ☐ 术后2个月避免剧烈活动,如跑步、骑自行车；3个月内禁止提重物 ☐ 遵医嘱用药,详细交代用药方法、注意事项,不可自行停药、改药及增减药量 ☐ 定期复查尿常规、尿流率及残余尿量 ☐ 出院2周内电话随访,解答患者提出的问题,进行健康指导	
健康指导	☐ 拔尿管前两日夹闭导尿管,每3~4小时间断放尿一次,训练膀胱的排尿功能,指导患者练习收缩腹肌、臀肌及肛门括约肌 ☐ 饮食指导 ☐ 指导术后不适的原因及措施 ☐ 指导术后并发症的预防措施 ☐ 鼓励患者逐渐增加活动时间 ☐ 各项治疗及护理措施的指导		☐ 生活指导 ☐ 健康指导 ☐ 心理指导 ☐ 遵医嘱为患者办理出院手续 ☐ 向患者送爱心随访卡,交代出院后注意事项,留患者联系电话,以便回访	
变异记录	☐ 无　　☐ 有,原因 1. 2.		☐ 无　　☐ 有,原因： 1. 2.	

下肢静脉曲张临床护理路径表单

适用对象：第一诊断为下肢静脉曲张,行大隐静脉或小隐静脉高位结扎＋抽剥／腔内激光烧灼术

患者姓名 ＿＿＿＿ 性别 ＿＿＿ 年龄 ＿＿＿ 住院号 ＿＿＿＿ 进入路径日期 ＿＿＿＿年＿＿月＿＿日

时间	住院第 1 天 （入院日）	护士 签名	住院第 2~3 天 （术前 1~2 日）	护士 签名
护理评估	□ 一般情况：生命体征、既往病史（尤其致腹压增加或静脉回流障碍疾病）、营养状况、职业、生活习惯（交叉膝部,穿高跟鞋等）、药物过敏史、自理能力 □ 专科评估：曲张部位及程度,局部皮肤情况,有无水肿、溃疡等并发症,行走能力 □ 心理状况、社会支持状况、经济状况		□ 生命体征 □ 睡眠情况 □ 饮食情况 □ 心理状况 □ 各项检查完成情况 □ 患者对疾病及治疗相关知识	
执行医嘱	□ 血管外科护理常规 □ 二级护理 □ 普食 □ 留取三大常规、肝肾功能、电解质、凝血功能、感染性疾病筛查等必检标本 □ 指导患者进行相关准备：胸片、心电图、下肢血管彩超等必检,下肢静脉造影、超声心动图、肺功能检查等选检 □ 协助医师进行静脉瓣膜功能检查及深静脉通畅试验 □ 遵医嘱使用药物		□ 血管外科护理常规 □ 二级护理 □ 普食 □ 继续术前未完成的检查 □ 抗生素皮试 □ 遵医嘱使用药物 □ 患肢及腹股沟区备皮 □ 术前禁食 12 小时,禁饮 6 小时	
基础及专科护理	□ 介绍环境、病房设施、医护人员等。告知住院规章制度,妥善保管贵重品。介绍病房设施及使用方法；佩戴腕带 □ 指导／协助清洁,更换病员服 □ 促进静脉回流：下肢抬高 20°~30°,鼓励患者卧床时做小腿伸屈运动 □ 对下肢肿胀、溃疡等患者做好相应护理 □ 预防感冒、坠床、烫伤、跌倒等意外		□ 讲解术前准备内容、意义及注意事项；术后常见并发症及预防方法 □ 备皮 □ 患肢准备：注意卧床休息并抬高患肢,行激光手术者术前日用碳素水笔对曲张静脉进行标记 □ 心理支持 □ 睡眠指导,必要时遵医嘱使用安眠剂	
健康指导	□ 疾病相关知识 □ 姿势指导：避免过久站立,坐时双膝不宜交叉,卧位时抬高患肢 □ 穿着指导：鞋、袜、衣物等要求 □ 适量活动、患肢防止受伤 □ 戒烟 □ 饮食指导：避免便秘等,注意盐的摄入,避免水肿 □ 午夜后禁食、禁饮,翌晨查空腹血		□ 讲解术后翻身、抬高下肢、早期下床活动的重要性 □ 指导练习床上排便 □ 术后踝、膝关节功能锻炼方法 □ 术后预防压疮及下肢 DVT 方法 □ 弹力袜穿法及使用相关知识	
变异记录	□ 无　　□ 有,原因： 1. 2.		□ 无　　□ 有,原因： 1. 2.	

下肢静脉曲张临床护理路径表单（续表）

患者姓名＿＿＿ 性别＿＿ 年龄＿＿ 住院号＿＿＿ 进入路径日期＿＿＿年＿月＿日

时间		住院第 3~5 天 （手术日）	护士 签名	住院第 4~6 天 （术后第 1~2 天）	护士 签名
护理评估		□ 术前：生命体征、手术区皮肤情况、心理状态 □ 术后：生命体征、麻醉不良反应、疼痛，腹股沟区切口有无渗血，敷料是否整洁，患肢远端皮肤色泽、温度、动脉搏动、感觉情况，有异常及时通知医师		□ 生命体征 □ 伤口情况 □ 疼痛 □ 患肢末梢血液循环，皮温、足背动脉搏动等 □ 下肢弹力绷带固定情况 □ 患肢活动情况 □ 自理能力	
执行医嘱		□ 术前用药 术后 □ 外科（下肢静脉曲张）术后护理常规 □ 一级护理 □ 6 小时后普食 □ 抬高患肢 30° □ 药疗：口服肠溶阿司匹林、抗菌药等 □ 吸氧，心电监护 6 小时（必要时）		□ 外科术后护理常规 □ 普食 □ 二级护理 □ 遵医嘱使用药物	
基础及专科护理		□ 术前：准备麻醉床，与手术室人员交接、上肢置浅静脉留置针、做好心理护理 术后 □ 取去枕平卧位 6 小时，患肢膝下垫软枕，抬高患肢 20°~30° □ 6 小时可进食低脂流质或半流质，并逐渐过渡到普食 □ 观察生命体征、肢体血液循环情况 □ 观察患肢情况 □ 伤口渗出情况 □ 心理和生活护理 □ 弹力绷带自患肢足背向大腿加压包扎，做好相关护理 □ 腹股沟区砂袋压迫 24 小时，防止皮下血肿 □ 阴囊用小毛巾抬高，避免积液和积血流入阴囊引起肿胀		□ 伤口护理 □ 帮助患者下床活动 □ 注意监测体温的变化，体温升高时及时通知医生 □ 保持留置尿管通畅，给予相关护理，24 h 后拔除导尿管 □ 给予营养丰富、易消化、富含维生素及钙质的食物，保持大便通畅 □ 指导患肢功能锻炼 □ 指导患者多饮水，预防泌尿系感染 □ 做好弹力绷带加压包扎护理 □ 双下肢对比观察，患肢皮肤的颜色、温度、感觉等，测量周径	
健康指导		□ 床上活动的重要性 □ 床上足趾运动及屈伸踝关节和膝关节，每日 4~6 次，麻醉作用未消除时，指导家属帮助活动 □ 抬高患肢		□ 指导患者 24 小时后下床活动，注意扶持，活动不宜剧烈，避免行走时过久站立，同时注意防止跌倒 □ 下肢关节功能锻炼 □ 休息时将患肢抬高	
变异记录		□ 无 □ 有，原因： 1. 2.		□ 无 □ 有，原因： 1. 2.	

下肢静脉曲张临床护理路径表单（续表）

患者姓名 _____ 性别 _____ 年龄 _____ 住院号 _____ 进入路径日期 _____ 年 _ 月 _ 日

时间	住院第 6~8 天（术后第 3 天）	护士签名	住院第 7~10 天（出院日）	护士签名
护理评估	□ 生命体征 □ 伤口情况 □ 患肢末梢血液循环,颜色、皮温、足背动脉搏动等 □ 下肢弹力绷带固定情况 □ 患肢肿胀、疼痛、活动等情况 □ 自理能力		□ 生命体征 □ 伤口情况 □ 患肢末梢血液循环,颜色、皮温、足背动脉搏动等 □ 下肢弹力绷带固定情况 □ 患肢肿胀、疼痛、活动等情况 □ 自理能力	
执行医嘱	□ 外科术后护理常规 □ 普食 □ 二级护理 □ 药疗		□ 外科术后护理常规 □ 普食 □ 三级护理 □ 药疗	
基础及专科护理	□ 伤口护理 □ 帮助患者下床活动 □ 给予营养丰富、易消化、富含维生素及钙质的食物,保持大便通畅 □ 指导患肢功能锻炼 □ 做好弹力绷带加压包扎护理 □ 双下肢对比观察,患肢皮肤的颜色、温度、感觉等,测量周径		□ 做好出院准备,进行相关指导	
健康指导	□ 协助患者下床活动,注意活动不宜剧烈,注意防止跌倒 □ 下肢关节功能锻炼 □ 休息时将患肢抬高		出院前 2 天或 3 天开始进行出院指导: □ 养成良好的饮食习惯,保持大便通畅 □ 坚持适量运动,注意劳逸结合,术后 3 个月避免长久站立及重体力劳动 □ 休息时将肢体抬高 30° 约 2 周 □ 防止受凉感冒 □ 指导患弹力绷带加压包扎 2 周后,白天活动时穿着弹力袜 1~2 个月 □ 检查患者是否学会正确穿戴弹力袜 □ 指导患者观察肢端皮肤色泽变化及肢体肿胀情况,如有异常及时就诊 出院时: □ 协助办理出院手续 □ 告知出院带药的服用方法、注意事项、不良反应 □ 术后第 2 周、第四周复查下肢 B 超,了解下肢曲张静脉闭合情况	
变异记录	□ 无　　□ 有,原因: 1. 2.		□ 无　　□ 有,原因: 1. 2.	

股骨头坏死临床护理路径表单

适用对象：第一诊断股骨头坏死，行全髋关节置换术

患者姓名 _____ 性别 ____ 年龄 ___ 住院号 _____ 进入路径日期 ____ 年 __ 月 __ 日

时间	住院第 1~2 天	护士签名	住院第 3 天（术前 1 日）	护士签名
护理评估	□ 一般情况：生命体征、饮食及排泄、既往病史、髋部外伤史、类固醇等药物应用及酗酒史、营养状况、药物过敏史、自理能力 □ 专科评估：髋关节疼痛部位、性质以及与负重的关系、关节功能障碍程度、有无下肢跛行、股四头肌萎缩等 □ 心理状况、社会支持状况 □ 患者对疾病的认知状况 □ X 线等影像学检查情况 □ 压疮、跌倒等风险评估		□ 生命体征、排泄情况、女性患者月经情况 □ 术前各项化验值和影像学检查异常情况 □ 术前术后知识了解情况 □ 术前准备内容了解情况及配合程度 □ 各种适应性锻炼掌握情况 □ 睡眠和休息状况 □ 心理状况	
执行医嘱	□ 骨科护理常规 □ 二级护理 □ 普食 □ 协助完成骨盆平片、MRI（必要时）、心电图、胸片等检查 □ 次日晨留取血、尿标本，完成血常规、凝血功能、血生化、免疫八项、血型鉴定、血沉、尿常规、血气分析（必要时）检查 □ 遵医嘱给药		□ 骨科护理常规 □ 二级护理 □ 普食 □ 麻醉药皮试 □ 抗生素类药皮试 □ 备血 □ 备皮 □ 午夜后禁食水 □ 遵医嘱给药	
基础及专科护理	□ 介绍环境、医护人员、住院规章制度、病房设施及用法，妥善保管贵重物品 □ 完成卫生处置：修剪指（趾）甲、剃胡须，女性患者询问月经史、指导/协助清洁，更换病员服 □ 佩戴腕带 □ 指导患者注意保暖和休息 □ 讲解疾病知识和手术大致过程 □ 心理护理		□ 加强手术部位清洁，完成沐浴 □ 备手术衣 □ 备术中用药 □ 检查手术部位标记 □ 检查、核对患者身份确认标识 □ 嘱患者注意休息和保暖 □ 实施术前心理护理	
健康指导	□ 对所执行的医嘱进行相应指导 □ 禁止吸烟及饮酒 □ 饮食指导 □ 床上抬臀的方法及使用便盆技巧 □ 指导患者行下肢肌肉收缩锻炼 □ 发放健康教育手册 □ 午夜后禁食、禁饮，翌晨查空腹血		□ 对所执行的医嘱进行相应指导 □ 说明术后可能有导管（尿管、伤口引流管等）及其相关配合 □ 根据健康教育手册指导术后注意事项 □ 鼓励患者行下肢肌肉收缩锻炼	
变异记录	□ 无　　□ 有，原因： 1. 2.		□ 无　　□ 有，原因： 1. 2.	

股骨头坏死临床护理路径表单（续表）

患者姓名 _____ 性别 ____ 年龄 ____ 住院号 _____ 进入路径日期 ____ 年 __ 月 __ 日

时间	住院第4天（手术日）	护士签名	住院第5天（术后第1天）	护士签名
护理评估	□ 术晨评估生命体征及排便情况 □ 术前用药及病历资料准备情况 □ 术后评估生命体征、意识状态、输液、皮肤情况 □ 麻醉方式及麻醉恢复情况 □ 术中出血量 □ 疼痛情况,指导患者评估方法 □ 切口情况 □ 有无出血等并发症 □ 切口引流管或导尿管引流情况 □ 下肢感觉运动及末梢循环情况 □ 睡眠情况、心理状况 □ 压疮、跌倒坠床、管道滑脱等风险评估		□ 评估生命体征、是否有贫血貌 □ 疼痛情况 □ 切口情况 □ 引流管引流情况 □ 患肢肿胀及末梢循环情况 □ 功能锻炼配合能力 □ 使用抗凝等药物用药反应情况 □ 自理能力 □ 饮食及排泄情况 □ 睡眠情况 □ 心理状况 □ 导尿管拔除后排尿情况,有无尿潴留	
执行医嘱	□ 骨科术后护理常规 □ 一级护理 □ 禁食水6小时 □ 遵医嘱给药 □ 遵医嘱急查血常规、输血（根据病情需要）		□ 骨科术后护理常规 □ 一级护理 □ 普食 □ 遵医嘱给药 □ 遵医嘱复查血常规、血生化、骨盆平片等辅助检查	
基础及专科护理	□ 督促患者更衣,排空大小便 □ 做好入手术室的交接、登记 □ 术后迎接患者,交接、登记 □ 去枕平卧6小时 □ 观察记录生命体征 □ 观察下肢感觉运动情况 □ 观察患肢肿胀及末梢循环情况 □ 观察静脉置管处有无渗出 □ 患肢外展中立位 □ 疼痛护理、切口护理、心理护理 □ 切口引流管和留置尿管护理 □ 防压疮、防导管滑脱护理		□ 观察患肢肿胀及末梢循环情况 □ 观察静脉置管处有无渗出 □ 患肢中立外展位 □ 床头抬高约30° □ 疼痛护理、切口护理、心理护理 □ 切口引流管的护理 □ 观察用药后反应 □ 生活护理及清洁护理 □ 防压疮护理 □ 防止并发DVT的护理	
健康指导	□ 对所执行的医嘱进行相应指导 □ 饮食指导 □ 告知患者各引流管的注意事项 □ 告知患者预防压疮的方法 □ 麻醉消失后指导踝部运动和股四头肌收缩锻炼		□ 对所执行的医嘱进行相应指导 □ 饮食指导 □ 告知预防人工关节脱位的知识 □ 告知预防DVT的知识 □ 督促、鼓励患者做踝部运动和股四头肌收缩锻炼	
变异记录	□ 无　　□ 有,原因: 1. 2.		□ 无　　□ 有,原因: 1. 2.	

股骨头坏死临床护理路径表单（续表）

患者姓名 ＿＿＿ 性别 ＿＿ 年龄 ＿＿ 住院号 ＿＿＿ 进入路径日期 ＿＿年＿月＿日

时间	住院第6天（术后第2天）	护士签名	住院第7天（术后第3天）	护士签名
护理评估	□ 定时评估生命体征 □ 患肢肿胀及末梢循环情况 □ 疼痛情况 □ 切口情况 □ 引流管拔除后渗液情况 □ 有无并发症 □ 术后体能恢复情况 □ 肢体活动能力 □ 使用抗凝等药物用药反应情况 □ 自理能力 □ 饮食及排泄情况 □ 睡眠情况 □ 心理状况		□ 定时评估生命体征 □ 患肢肿胀及末梢循环情况 □ 疼痛情况 □ 切口愈合情况 □ 有无并发症 □ 术后体能恢复情况 □ 使用抗凝等药物用药反应情况 □ 自理能力 □ 饮食及排泄情况 □ 睡眠情况 □ 心理状况	
执行医嘱	□ 骨科术后护理常规 □ 一级护理 □ 普食 □ 遵医嘱给药		□ 骨术后护理常规 □ 一级护理 □ 普食 □ 遵医嘱给药	
基础及专科护理	□ 观察患肢肿胀及末梢循环情况 □ 患肢中立外展位 □ 床头抬高约30° □ 做好生活护理及清洁护理 □ 疼痛护理、切口护理 □ 观察用药后反应 □ 防压疮护理 □ 防止并发DVT的护理 □ 心理护理		□ 观察患肢肿胀及末梢循环情况 □ 患肢中立外展位 □ 半卧位，床头抬高约60° □ 做好生活护理及清洁护理 □ 疼痛护理、切口护理 □ 观察用药后反应 □ 防压疮护理 □ 防止并发DVT的护理 □ 心理护理 □ 协助患者下床活动（生物型假体要适当延迟下床时间）	
健康指导	□ 对所执行的医嘱进行相应指导 □ 督促患者做踝部运动和股四头肌收缩锻炼 □ 遵医嘱指导患肢适度屈伸髋、膝关节锻炼 □ 患肢直腿抬高（≤30°）锻炼		□ 对所执行的医嘱进行相应指导 □ 督促、鼓励患者床上功能锻炼：踝部运动、股四头肌收缩、适度屈伸髋及膝关节、患肢直腿抬高（≤30°）锻炼 □ 告知患者一般伤口拆线时间 □ 指导患者正确的下床方法 □ 指导患者正确使用助行器 □ 指导患肢不负重行走练习	
变异记录	□ 无　　□ 有,原因: 1. 2.		□ 无　　□ 有,原因: 1. 2.	

股骨头坏死临床护理路径表单（续表）

患者姓名 _____ 性别 ____ 年龄 ____ 住院号 _____ 进入路径日期 ____年__月__日

时间	住院第8~10天（术后第4~6天）	护士签名	住院第11~18天（术后第7~14天）	护士签名
护理评估	□ 定时评估生命体征 □ 疼痛情况、切口情况 □ 患肢肿胀及末梢循环情况 □ 患者体能恢复情况 □ 有无并发症 □ 使用抗凝等药物用药反应情况 □ 自理能力 □ 饮食、排泄及睡眠情况 □ 心理状况 □ 患者出院需求		□ 定时评估生命体征 □ 疼痛情况、切口愈合情况 □ 观察患肢肿胀及末梢循环情况 □ 有无并发症 □ 使用抗凝等药物用药反应情况 □ 自理能力 □ 饮食、排泄及睡眠情况 □ 心理状况 □ 出院相关知识掌握情况	
执行医嘱	□ 骨科术后护理常规 □ 二级护理 □ 普食 □ 复查血常规、下肢彩超等（必要时） □ 遵医嘱给药 □ 做好出院相关准备		□ 骨科术后护理常规 □ 二级护理 □ 普食 □ 复查血常规、下肢彩超等（必要时） □ 遵医嘱给药 □ 执行出院临时医嘱	
基础及专科护理	□ 做好生活护理及清洁护理 □ 半卧位（床头抬高＜90°） □ 疼痛护理 □ 切口护理 □ 观察用药后反应 □ 防压疮、防DVT护理 □ 心理护理 □ 协助患者下床活动		□ 做好生活护理及清洁护理 □ 半卧位（床头抬高＜90°） □ 疼痛护理 □ 切口护理 □ 观察用药后反应 □ 防压疮、防DVT护理 □ 心理护理 □ 协助患者下床活动,逐渐增加活动量	
健康指导	□ 对所执行的医嘱进行相应指导 □ 告知患者一般伤口拆线时间 □ 督促、鼓励患者继续床上功能锻炼:踝部运动、股四头肌收缩、适度屈伸髋及膝关节、患肢直腿抬高（≤30°）锻炼 □ 鼓励患肢不负重行走练习 □ 根据体能恢复情况逐渐增加活动时间 □ 伤口指导:保持伤口敷料清洁干燥,如伤口有红、肿、热、痛等异常情况,及时就诊 □ 给予出院前相应指导,如正确穿裤、鞋、袜、入厕等		给予出院指导: □ 避免患肢不良姿势（内收、内旋、交叉、跷二郎腿、过度弯腰、双腿下蹲） □ 患者不坐矮凳子、软沙发 □ 适度加强伸膝、屈髋、髋外展练习 □ 指导患者拐杖的使用方法 □ 出院带药指导 □ 饮食指导:养成良好的饮食习惯,保持大便通畅 □ 活动与休息指导,劳逸结合 □ 告知随访时间并提供咨询渠道 □ 办理出院手续	
变异记录	□ 无　　□ 有,原因: 1. 2.		□ 无　　□ 有,原因: 1. 2.	

31

腰椎间盘突出症临床护理路径表单

适用对象：第一诊断腰椎间盘突出症,行腰椎管探查髓核摘除术

患者姓名 _____ 性别 ____ 年龄 ____ 住院号 _____ 进入路径日期 ____ 年 __ 月 __ 日

时间	住院第1~2天	护士签名	住院第3天(术前1日)	护士签名
护理评估	□一般情况:生命体征、饮食及排泄、既往病史、营养状况、药物过敏史、用药史、自理能力 □专科评估:腰痛部位及范围、腰部运动情况、下肢感觉、运动和反射情况、患者行走姿势、步态、有无大小便失控现象等 □心理状况、社会支持状况 □对疾病的认知状况 □X线等影像学检查情况 □压疮、跌倒等风险评估		□生命体征、排泄情况、女性患者月经情况 □术前各项化验值和影像学检查情况 □术前术后知识了解情况 □术前准备内容了解情况及配合程度 □睡眠和休息状况 □心理状况	
执行医嘱	□骨科护理常规 □二级护理 □普食 □协助完成腰椎正侧位片、CT、MRI、心电图、胸片等检查 □次晨留取血常规、凝血功能、血生化、免疫过筛、血型鉴定、尿常规检查标本 □遵医嘱给药		□骨科护理常规 □二级护理 □普食 □遵医嘱给药 □麻醉药品皮试 □抗生素类药品皮试 □备血、备术中用药 □午夜后禁食、水	
基础及专科护理	□介绍环境、医护人员等。告知住院规章制度,妥善保管贵重品。介绍病房设施及使用方法 □完成卫生处置:修剪指甲、剃胡须,女病人询问月经史、指导/协助清洁,换病员服 □佩戴腕带 □急性期绝对卧床休息 □做好用药指导和用药后观察,必要时使用止痛剂 □说明手术过程 □心理护理		□加强手术部位清洁,完成沐浴 □备手术衣 □核查手术部位标记 □检查、核对患者身份确认标识 □指导患者继续卧床休息 □督促床上排便的练习,检查便盆或尿壶使用的掌握情况 □实施术前心理护理	
健康指导	□对所执行的医嘱进行相应指导 □禁止吸烟及饮酒,饮食指导 □指导患者学会轴线翻身的配合 □指导患者练习卧位排便 □各项检查前指导 □发放健康教育手册 □午夜后禁食、禁饮,翌晨查空腹血		□对所执行的医嘱进行相应指导 □说明术后可能有导管相关护理配合 □根据健康教育手册指导术后注意事项 □检查患者轴线翻身配合情况 □指导腰背肌锻炼知识	
变异记录	□无 　□有,原因: 1. 2.		□无 　□有,原因: 1. 2.	

腰椎间盘突出症临床护理路径表单（续表）

患者姓名 _____ 性别 _____ 年龄 _____ 住院号 _____ 进入路径日期 ____ 年 __ 月 __ 日

时间	住院第4天（手术日）	护士签名	住院第5天（术后第1天）	护士签名
护理评估	□ 术晨评估生命体征及排便情况 □ 术前抗生素及病历资料准备情况 □ 术后返回评估生命体征、意识状态、输液、皮肤情况 □ 麻醉方式及恢复情况 □ 术中出血量 □ 切口情况 □ 切口引流管或导尿管引流情况 □ 有无出血等并发症 □ 疼痛情况，指导患者评估方法 □ 双下肢感觉运动情况 □ 睡眠情况 □ 心理状况 □ 压疮、跌倒坠床、管道滑脱等风险评估		□ 生命体征 □ 双下肢感觉运动情况 □ 疼痛情况 □ 切口情况 □ 引流管引流情况 □ 功能锻炼配合情况 □ 皮肤完整性 □ 饮食及排泄情况 □ 自理能力 □ 睡眠情况 □ 心理状况	
执行医嘱	□ 骨科术后护理常规 □ 一级护理 □ 禁食水6小时后普食 □ 遵医嘱给药		□ 骨科术后护理常规 □ 一级护理 □ 普食 □ 遵医嘱给药	
基础及专科护理	□ 督促患者更衣，排空大小便 □ 做好入手术室的交接、登记 □ 术后迎接患者，交接，填写记录 □ 去枕平卧位6小时 □ 观察记录生命体征 □ 切口护理 □ 切口引流管和留置尿管护理 □ 观察双下肢感觉运动情况 □ 观察静脉置管处有无渗出 □ 疼痛护理，观察用药后反应 □ 心理护理 □ 协助轴线翻身，防压疮护理		□ 切口护理 □ 切口引流管和留置尿管护理 □ 观察双下肢感觉运动情况 □ 观察静脉置管处有无渗出 □ 疼痛护理，观察用药后反应 □ 心理护理 □ 协助轴线翻身，防压疮护理 □ 生活护理及清洁护理	
健康指导	□ 对所执行的医嘱进行相应指导 □ 饮食指导 □ 告知患者各引流管的注意事项 □ 待麻醉消失，指导患者床上行股四头肌等长收缩锻炼、髋膝关节屈伸及双下肢直腿抬高练习等		□ 对所执行的医嘱进行相应指导 □ 饮食指导 □ 告知预防DVT的知识 □ 督促患者行股四头肌收缩锻炼及双下肢直腿抬高等练习 □ 腰背肌锻炼相关知识	
变异记录	□ 无　　□ 有，原因： 1. 2.		□ 无　　□ 有，原因： 1. 2.	

腰椎间盘突出症临床护理路径表单（续表）

患者姓名 ＿＿＿ 性别 ＿＿ 年龄 ＿＿ 住院号 ＿＿＿ 进入路径日期 ＿＿ 年 ＿ 月 ＿ 日

时间	住院第 6 天（术后第 2 天）	护士签名	住院第 7 天（术后第 3 天）	护士签名
护理评估	□ 生命体征 □ 双下肢感觉运动情况 □ 疼痛情况 □ 切口情况 □ 引流管拔除后渗液情况 □ 有无并发症 □ 皮肤完整性 □ 术后体能恢复情况 □ 饮食及排泄情况 □ 自理能力 □ 睡眠情况 □ 心理状况		□ 生命体征 □ 双下肢感觉运动情况 □ 疼痛情况 □ 切口情况 □ 有无并发症 □ 皮肤完整性 □ 术后体能恢复情况 □ 饮食及排泄情况 □ 自理能力 □ 睡眠情况 □ 心理状况 □ 导尿管拔除后排尿情况 □ 患者出院需求	
执行医嘱	□ 骨科术后护理常规 □ 一级护理 □ 普食 □ 遵医嘱给药 □ 遵医嘱复查血常规、血生化、腰椎正侧位片等辅助检查		□ 骨科术后护理常规 □ 一 / 二级护理 □ 普食 □ 遵医嘱给药	
基础及专科护理	□ 观察双下肢感觉运动情况 □ 做好生活护理及清洁护理 □ 疼痛护理 □ 切口护理 □ 观察用药后反应 □ 防压疮护理 □ 心理护理		□ 观察双下肢感觉运动情况 □ 做好生活护理及清洁护理 □ 疼痛护理 □ 切口护理 □ 观察用药后反应 □ 防压疮护理 □ 心理护理	
健康指导	□ 对所执行的医嘱进行相应指导 □ 督促患者继续行直腿抬高锻炼 □ 饮食指导 □ 继续指导腰背肌锻炼知识		□ 对所执行的医嘱进行相应指导 □ 告知患者一般伤口拆线时间 □ 督促患者继续行直腿抬高锻炼 □ 检查腰背肌锻炼知识掌握情况	
变异记录	□ 无　　□ 有,原因: 1. 2.		□ 无　　□ 有,原因: 1. 2.	

腰椎间盘突出症临床护理路径表单（续表）

患者姓名 _____ 性别 ____ 年龄 ___ 住院号 _____ 进入路径日期 ____ 年 __ 月 __ 日

时间	住院第8~9天（术后第4~5天）	护士签名	住院第10~18天（术后第6~14天）	护士签名
护理评估	□ 生命体征 □ 双下肢感觉运动情况 □ 切口情况 □ 疼痛情况 □ 皮肤完整性 □ 有无并发症 □ 饮食及排泄情况 □ 自理能力 □ 睡眠情况 □ 心理状况、出院需求		□ 生命体征 □ 双下肢感觉运动情况 □ 切口愈合情况 □ 疼痛情况 □ 有无并发症 □ 饮食及排泄情况 □ 自理能力 □ 睡眠情况 □ 心理状况 □ 出院相关知识掌握情况	
执行医嘱	□ 骨科术后护理常规 □ 二级护理 □ 普食 □ 遵医嘱给药 □ 做好出院相关准备		□ 骨科术后护理常规 □ 二级护理 □ 普食 □ 遵医嘱给药 □ 执行出院临时医嘱	
基础及专科护理	□ 做好生活护理及清洁护理 □ 疼痛护理 □ 切口护理 □ 督促合理饮食，保持排便通畅 □ 防压疮护理 □ 心理护理		□ 告知出院流程 □ 协助办理出院手续 □ 清点床单位及用物 □ 完善终末处理	
健康指导	□ 对所执行的医嘱进行相应指导 □ 告知患者一般伤口拆线时间 □ 督促患肢继续进行直腿抬高锻炼 □ 术后第7天指导患者行腰背肌锻炼，先用飞燕式，然后用五点支撑法，1~2周后改为三点支撑法 □ 给予出院前相应指导		给予出院指导： □ 卧硬板床，有计划行腰背肌功能锻炼 □ 指导病人术后3~4周佩戴腰围下床活动，不宜活动太久，并佩戴腰围3~6个月，避免腰部脊柱屈曲和旋转扭曲，避免长时间坐式，站立，6个月内腰部避免负重，注意保暖 □ 合理饮食，保持排便通畅 □ 服药知识指导 □ 介绍疾病自我观察及预防保健知识 □ 交待医生门诊时间及医院电话号码，按时复诊；如有异常情况及时复诊 □ 完全康复后可进行适当体育活动，如散步等	
变异记录	□ 无　　□ 有，原因： 1. 2.		□ 无　　□ 有，原因： 1. 2.	

妇产科临床护理路径

子宫腺肌病临床护理路径表单

适用对象：第一诊断为子宫腺肌病,行全子宫切除术

患者姓名 _____ 性别 _____ 年龄 _____ 住院号 _____ 进入路径日期 ____ 年 __ 月 __ 日

时间	住院第1天	护士签名	住院第2天（手术前1天）	护士签名
护理评估	□ 生命体征 □ 一般资料 □ 月经史、有无进行性痛经 □ 既往史、用药史 □ 婚育史 □ 家族史 □ 相关检查有无异常 □ 心理－社会状况		□ 生命体征 □ 下腹部疼痛情况 □ 相关检查有无异常 □ 适应性训练掌握程度 □ 睡眠情况 □ 心理－社会状况	
执行医嘱	□ 妇科护理常规 □ 二级护理 □ 普食 □ 血、尿、大便常规 □ 肝肾功能、电解质、血糖、凝血功能、血型、感染性疾病筛查 □ 盆腔超声、胸片、心电图 □ 根据病情需要而定：血清肿瘤标记物,腹部超声,盆腔CT或MRI检查,肠道、泌尿系造影,心、肺功能测定等		□ 妇科护理常规 □ 二级护理 □ 半流质,晚餐进易消化流质,晚22时后禁食水 □ 阴道准备、肠道准备、皮肤准备 □ 药物敏感试验 □ 遵医嘱递交手术通知单,麻醉师查看病人 □ 进行交叉配血、备血 □ 遵医嘱用药	
基础及专科护理	□ 介绍病区环境、医护人员等 □ 介绍病房的设施及使用方法 □ 告知住院规章制度,妥善保管贵重物品 □ 佩戴腕带 □ 指导/协助清洁,更换病员服 □ 心理护理 □ 晨晚间护理		□ 认真核对患者生命体征、药物敏感试验结果、交叉配血情况等 □ 协助完成术前检查 □ 适应性训练指导 □ 心理护理 □ 晨晚间护理	
健康指导	□ 对所执行的医嘱进行相应的指导 □ 入院宣教 □ 疾病相关知识指导 □ 陪同患者完善相关检查并说明各种检查的目的		□ 对所执行的医嘱进行相应的指导 □ 告知病人疾病相关的知识,使之理解手术的必要性 □ 告知麻醉、手术的相关知识,使之了解术前准备具体内容 □ 指导病人适应性锻炼 □ 加强营养,注意休息与活动 □ 注意口腔卫生,保暖,预防上呼吸道感染	
变异记录	□ 无　　□ 有,原因 1. 2.		□ 无　　□ 有,原因 1. 2.	

子宫腺肌病临床护理路径表单(续表)

患者姓名 _____ 性别 _____ 年龄 _____ 住院号 _____ 进入路径日期 _____ 年 __ 月 __ 日

时间	住院第 3~4 天(手术日)	护士签名	住院第 4~5 天(术后 1 天)	护士签名
护理评估	□ 生命体征 □ 女病人有无月经来潮 □ 有无上呼吸道感染 □ 术中情况、麻醉恢复情况 □ 切口情况、腹腔引流管、留置尿管情况 □ 术后不适、术后并发症的评估 □ 睡眠情况 □ 心理–社会状况		□ 生命体征 □ 切口情况 □ 腹腔引流管、留置尿管情况 □ 术后不适、术后并发症的评估 □ 自理能力 □ 睡眠情况 □ 心理–社会状况	
执行医嘱	□ 妇科术后护理常规 □ 一级护理 □ 禁食、水 □ 心电监护 □ 吸氧 □ 留置腹腔引流管、留置尿管记引流量 □ 遵医嘱给药		□ 妇科术后护理常规 □ 一级护理 □ 流质 □ 留置腹腔引流管、尿管记引流量 □ 遵医嘱用药 □ 换药 □ 协助完成血、尿常规等相关检查	
基础及专科护理	□ 术前拭去指甲油、口红等化妆品,协助患者取下义齿、眼镜、发卡及贵重物品 □ 消化道准备、阴道准备 □ 术前留置导尿管 □ 与手术室接诊人员做好交接 □ 备麻醉床、备床旁用物 □ 术毕回病房,安置病人,了解麻醉及手术情况,及时记录 □ 去枕平卧 6 小时,头偏向一侧 □ 监测生命体征 □ 切口护理、会阴护理、引流管的护理 □ 术后不适护理、并发症观察与护理 □ 休息与活动,晨晚间护理 □ 心理护理		□ 半卧位 □ 饮食指导:给予少量流质饮食,避免糖和牛奶等产气食物 □ 切口护理 □ 会阴护理 □ 引流管的护理 □ 术后不适的护理 □ 术后并发症的观察与护理 □ 休息与活动 □ 指导患者进行功能锻炼 □ 心理护理 □ 晨晚间护理	
健康指导	□ 对所执行的医嘱进行相应的指导 □ 术后不适的原因及应对措施 □ 指导术后并发症的原因及措施 □ 提供安静休息、充足睡眠环境的指导 □ 活动指导:指导床上主动与被动活动,给患者按摩下肢及受压部位,预防静脉血栓及压疮等并发症的发生		□ 对所执行的医嘱进行相应指导 □ 饮食指导 □ 术后不适的原因及应对措施 □ 指导术后并发症的原因及措施 □ 保持安静、促进睡眠环境 □ 指导渐进式下床活动方法	
变异记录	□ 无　　□ 有,原因 1. 2.		□ 无　　□ 有,原因 1. 2.	

子宫腺肌病临床护理路径表单（续表）

患者姓名 _____ 性别 ____ 年龄 ____ 住院号 ____ 进入路径日期 ____ 年 __ 月 __ 日

时间	住院第 5~8 天（术后 2~4 天）	护士签名	住院第 9~12 天（出院日）	护士签名
护理评估	□ 生命体征 □ 切口情况 □ 腹腔引流管拔除后渗血、渗液情况 □ 尿管拔除后排尿情况 □ 术后不适的评估 □ 术后并发症的评估 □ 自理能力 □ 睡眠情况 □ 相关检查有无异常 □ 心理 – 社会状况		□ 生命体征 □ 切口情况 □ 自理能力 □ 睡眠情况 □ 心理 – 社会状况	
执行医嘱	□ 妇科术后护理常规 □ 二级护理 □ 流质（排气后）→半流质→普食 □ 停腹腔引流记量 □ 停留置导尿 □ 换药 □ 遵医嘱给药 □ 协助完成相关检查如血、尿常规等		□ 妇科术后护理常规 □ 二级护理 □ 普食 □ 遵医嘱给药 □ 执行出院医嘱	
基础及专科护理	□ 半卧位 □ 切口护理 □ 术后不适的护理 □ 术后并发症的观察与护理 □ 休息与活动 □ 心理护理 □ 晨晚间护理		□ 半卧位 □ 切口护理 □ 休息与活动 □ 心理护理 □ 晨间护理	
健康指导	□ 对所执行的医嘱进行相应指导 □ 饮食指导 □ 指导术后不适的原因及措施 □ 指导术后并发症的原因及措施 □ 鼓励患者逐渐增加活动时间 □ 告知患者一般切口拆线时间 □ 给予出院前相应指导		□ 随访时间：术后 6 周复诊 □ 饮食指导 □ 切口：保持清洁干燥 □ 淋浴：拆线后一周 □ 禁性生活、盆浴 6 周 □ 休息与活动：全休 6 周，劳逸结合 □ 提供咨询渠道 □ 出院带药指导 □ 协助办理出院手续	
变异记录	□ 无 □ 有，原因 1. 2.		□ 无 □ 有，原因 1. 2.	

宫颈癌临床护理路径表单

适用对象：第一诊断为宫颈癌 Ⅰa 2 期 – Ⅱa 期，行根治性全子宫切除 + 腹膜后淋巴结切除术

患者姓名 ＿＿＿＿ 性别 ＿＿＿ 年龄 ＿＿＿ 住院号 ＿＿＿＿ 进入路径日期 ＿＿＿ 年 ＿ 月 ＿ 日

时间	住院第 1 天	护士签名	住院第 2~4 天	护士签名
护理评估	□ 生命体征 □ 月经史及婚育史 □ 性生活史、与高危男子性接触史 □ 接触性阴道出血 □（绝经后）不规则阴道流血 □ 阴道排液 □ 既往史、用药史、家族史 □ 相关检查有无异常 □ 心理 – 社会状况		□ 生命体征 □ 阴道出血情况 □ 阴道排液情况 □ 适应性训练掌握情况 □ 进食情况 □ 睡眠情况 □ 心理 – 社会状况	
执行医嘱	□ 妇科护理常规 □ 二级护理 □ 无渣饮食 □ 血常规、尿常规、大便常规 □ 肝肾功能、电解质、血糖、血型、凝血功能、肿瘤标记物、感染性疾病筛查 □ 盆、腹腔超声，胸片，心电图 □ 根据病情需要而定：盆腔 CT 或 MRI，PET-CT，心肺功能测定，静脉肾盂造影，膀胱镜，直肠镜，放射性核素肾图，骨扫描等		□ 妇科护理常规 □ 二级护理 □ 无渣饮食 □ 阴道准备 □ 消化道准备 □ 皮肤准备 □ 药物敏感试验 □ 遵医嘱递交手术通知单，麻醉师查看病人 □ 交叉配血、备血 □ 遵医嘱用药	
基础及专科护理	□ 介绍病区环境、医护人员等 □ 介绍病房的设施及使用方法 □ 告知住院规章制度，妥善保管贵重物品 □ 佩戴腕带 □ 指导 / 协助清洁，更换病员服 □ 心理护理 □ 晨、晚间护理		□ 认真核对患者生命体征、药物敏感试验结果、交叉配血情况等 □ 协助完成术前检查 □ 适应性训练指导 □ 心理护理 □ 晨、晚间护理	
健康指导	□ 入院宣教 □ 疾病相关知识指导 □ 对所执行的医嘱进行相应的指导 □ 陪同患者完善相关检查并说明各种检查的目的		□ 对所执行的医嘱进行相应的指导 □ 疾病相关知识 □ 告知麻醉、手术的相关知识，使之理解术前准备的具体内容 □ 指导病人进行适应性锻炼 □ 加强营养，注意休息与活动 □ 注意口腔卫生，保暖，预防上呼吸道感染	
变异记录	□ 无　　□ 有，原因 1. 2.		□ 无　　□ 有，原因 1. 2.	

宫颈癌临床护理路径表单（续表）

患者姓名 _____ 性别 _____ 年龄 _____ 住院号 _____ 进入路径日期 ____ 年 __ 月 __ 日

时间	住院第 3~5 天（手术日）	护士签名	住院第 4~6 天（术后第 1 天）	护士签名
护理评估	□ 生命体征 □ 女病人有无月经来潮 □ 有无上呼吸道感染 □ 术中情况、麻醉恢复情况、切口情况 □ 腹腔 / 阴道引流管、留置尿管情况 □ 术后不适、术后并发症的评估 □ 睡眠情况 □ 心理 – 社会状况		□ 生命体征 □ 切口情况 □ 腹腔 / 阴道引流管、留置尿管情况 □ 术后不适、术后并发症的评估 □ 自理能力 □ 睡眠情况 □ 相关检查有无异常 □ 心理 – 社会状况	
执行医嘱	□ 妇科术后护理常规 □ 一级护理 □ 去枕平卧 6 小时 □ 禁食 □ 心电监护、吸氧 □ 留置腹腔 / 阴道引流管记引流量 □ 留置尿管记尿量 □ 遵医嘱给药		□ 妇科术后护理常规 □ 一级护理 □ 流质 □ 留置腹腔 / 阴道引流管记引流量 □ 留置尿管记尿量 □ 遵医嘱用药 □ 协助完成相关检查如血、尿常规、肝肾功能、电解质等	
基础及专科护理	□ 术前拭去指甲油、口红等化妆品，协助患者取下义齿、眼镜、发卡及贵重物品 □ 术前晚 22 时后禁食、水 □ 消化道准备、阴道准备 □ 术前留置导尿管 □ 备麻醉床、备床旁用物 □ 术毕回病房，安置病人，了解麻醉及手术情况，及时记录 □ 去枕平卧，头偏向一侧 □ 监测生命体征并记录 □ 术后禁食水 6 小时 □ 切口护理、引流管护理、会阴护理 □ 术后不适护理、并发症观察与护理 □ 休息与活动、晨晚间护理、心理护理		□ 半卧位 □ 监测生命体征并记录 □ 指导合理饮食：给予流质饮食，暂免糖、牛奶、豆浆等产气食物 □ 切口护理 □ 引流管的护理 □ 会阴护理 □ 术后不适的护理 □ 术后并发症的观察与护理 □ 休息与活动 □ 心理护理 □ 晨晚间护理	
健康指导	□ 对所执行的医嘱进行相应的指导 □ 术后不适应对措施的指导 □ 指导术后并发症的原因及措施 □ 提供安静休息、充足睡眠环境的指导 □ 活动指导：指导床上主动与被动活动，给患者按摩下肢及受压部位，预防静脉血栓及压疮等并发症的发生		□ 对所执行的医嘱进行相应指导 □ 饮食指导 □ 术后不适应对措施的指导 □ 指导术后并发症的原因及措施 □ 提供安静休息、充足睡眠环境指导 □ 活动指导：指导床上主动活动，指导渐进式下床活动的方法	
变异记录	□ 无　　□ 有，原因 1. 2.		□ 无　　□ 有，原因 1. 2.	

宫颈癌临床护理路径表单（续表）

患者姓名 _____ 性别 _____ 年龄 _____ 住院号 _____ 进入路径日期 _____ 年 __ 月 __ 日

时间	住院第 5~14 天（术后第 2~9 天）	护士签名	住院第 15~20 天（出院日）	护士签名
护理评估	□ 生命体征 □ 切口情况 □ 腹腔 / 阴道引流管情况及引流管拔除后渗血、渗液情况，留置尿管情况 □ 术后不适、术后并发症的评估 □ 自理能力、睡眠情况 □ 相关检查有无异常 □ 心理 – 社会状况		□ 生命体征 □ 切口情况 □ 阴道出血、阴道排液情况 □ 尿管拔除后排尿情况 □ 自理能力 □ 睡眠情况 □ 心理 – 社会状况	
执行医嘱	□ 妇科术后护理常规 □ 二级护理 □ 流质（排气后）→半流质→普食 □ 停腹腔 / 阴道引流管，留置尿管记尿量 □ 切口换药 □ 膀胱功能锻炼 □ 遵医嘱给药 □ 协助完成相关检查：如血、尿常规等		□ 妇科术后护理常规 □ 二级护理 □ 普食 □ 切口换药 □ 停留置尿管 □ 测残余尿 □ 遵医嘱给药 □ 执行出院医嘱	
基础及专科护理	□ 半卧位 □ 饮食指导 □ 切口护理、会阴护理 □ 引流管拔除后切口渗出情况 □ 膀胱功能锻炼、盆底肌肉锻炼 □ 术后不适护理、并发症观察与护理 □ 测量生命体征每日 3 次 □ 休息与活动，晨晚间护理 □ 心理护理		□ 半卧位 □ 切口护理 □ 协助患者下床排尿 □ 测残余尿量 □ 指导 / 协助患者进行功能锻炼 □ 测量生命体征每日 3 次 □ 心理护理 □ 晨间护理	
健康指导	□ 对所执行的医嘱进行相应指导 □ 饮食指导 □ 告知术后不适的原因及措施 □ 指导术后并发症的预防措施 □ 鼓励患者逐渐增加活动时间 □ 盆底肌肉锻炼 □ 告知患者一般切口拆线时间 □ 给予出院前相应指导		□ 随访时间：首次：术后 1 个月；1~2 年：每 3 个月 1 次；3~5 年：每 6 个月 1 次；第 6 年开始：每年 1 次 □ 随访内容：盆腔检查、阴道脱落细胞学检查、胸片、血常规、子宫颈鳞状细胞癌抗原（SCCA）等 □ 饮食指导 □ 保持切口清洁干燥，拆线后一周淋浴，禁性生活、盆浴 3 个月 □ 休息与活动：全休 6 周，劳逸结合 □ 协助办理出院手续，提供咨询渠道 □ 出院带药指导	
变异记录	□ 无　　□ 有，原因 1. 2.		□ 无　　□ 有，原因 1. 2.	

卵巢囊肿临床护理路径表单

适用对象：第一诊断为卵巢囊肿,行腹腔镜卵巢囊肿切除术

患者姓名 _____ 性别 _____ 年龄 _____ 住院号 _____ 进入路径日期 _____ 年 __ 月 __ 日

时间	住院第 1 天	护士签名	住院第 2~3 天（手术前 1 天）	护士签名
护理评估	□ 一般情况：生命体征、营养状况、自理能力 □ 月经史、婚育史 □ 既往病史、家族史 □ 药物过敏史 □ 有无高胆固醇饮食、内分泌失常等高危因素 □ 专科评估：腹部症状及体征、妇科检查 □ 心理 – 社会状况 □ 相关检查有无异常		□ 定时评估生命体征 □ 适应性训练掌握情况 □ 进食情况 □ 睡眠情况 □ 心理 – 社会状况 □ 相关检查有无异常	
执行医嘱	□ 妇科术前护理常规 □ 二级护理 □ 普食 □ 阴道准备 □ 血常规、尿常规、大便常规 □ 肝肾功能、电解质、血糖、血型、凝血功能、感染性疾病及肿瘤标记物筛查 □ 盆、腹腔超声、胸片、心电图 □ 必要时行盆腔 CT 或 MRI、腹腔 B 超及心肺功能测定等		□ 妇科术前护理常规 □ 二级护理 □ 半流质,晚餐进易消化流质,通知患者晚 22 时后禁食、水 □ 遵医嘱给药,口服药物导泻 □ 晚 20 时口服苯巴比妥钠镇静剂,促进睡眠 □ 药物敏感试验 □ 皮肤准备（注意脐孔的清洁） □ 遵医嘱递交手术通知单,麻醉师查看病人 □ 交叉配血、备血	
基础及专科护理	□ 介绍环境、医护人员等。告知住院规章制度,妥善保管贵重物品。介绍病房设施及使用方法（可根据病情简化） □ 佩戴腕带 □ 指导清洁,更换病员服 □ 心理护理		□ 沐浴、更衣,做好个人清洁及生活护理 □ 术前阴道擦洗 □ 晚间遵医嘱灌肠 □ 指导学会深呼吸、床上排痰方法及踝关节活动,双下肢伸展运动 □ 保持环境安静,促进睡眠 □ 心理护理	
健康指导	□ 对所执行的医嘱进行相应指导 □ 告知患者及家属化验检查项目、禁食时间及注意事项 □ 解释各种检查的目的及注意事项		□ 对所执行的医嘱进行相应指导 □ 术前口服导泻的注意事项 □ 解释术前准备的相关注意事项	
变异记录	□ 无　　□ 有,原因： 1. 2.		□ 无　　□ 有,原因： 1. 2.	

卵巢囊肿临床护理路径表单（续表）

患者姓名 ＿＿＿ 性别 ＿＿＿ 年龄 ＿＿＿ 住院号 ＿＿＿ 进入路径日期 ＿＿＿ 年 ＿＿ 月 ＿＿ 日

时间	住院第3天（手术日）	护士签名	住院第4天（术后第1天）	护士签名
护理评估	□ 麻醉恢复情况 □ 定时评估生命体征、腹部体征 □ 疼痛情况，指导患者评估方法 □ 穿刺点伤口情况 □ 有无出血等并发症 □ 置腹腔引流管或导尿管者评估引流情况 □ 阴道流血情况 □ 睡眠情况 □ 心理－社会状况		□ 定时评估生命体征 □ 肠功能恢复情况，是否排气 □ 腹部穿刺点伤口及引流管情况 □ 疼痛情况 □ 阴道流血情况 □ 病情变化，尤其是腹部症状和体征 □ 导尿管拔除后排尿情况，有无尿潴留等 □ 自理能力 □ 睡眠情况 □ 心理－社会状况	
执行医嘱	□ 妇科术后护理常规 □ 一级护理 □ 禁食水 □ 遵医嘱给药 □ 心电监护 □ 吸氧（必要时）		□ 妇科术后护理常规 □ 一级护理 □ 流质，可据肠蠕动恢复情况先予少量饮水，无不适后给米汤、面汤等清流质饮食，暂免糖和牛奶 □ 遵医嘱给药	
基础及专科护理	□ 迎接患者，做好交接，填写记录 □ 平卧4~6小时后，每1~2小时协助改变体位，活动肢体 □ 严密监测生命体征 □ 注意保暖 □ 穿刺点伤口护理 □ 留置引流管者进行相应护理 □ 疼痛护理 □ 心理护理 □ 注意阴道流血情况 □ 做好个人清洁及生活护理		□ 做好生活护理及基础护理 □ 给予流质饮食，暂免糖和牛奶等产气食物 □ 保暖 □ 半卧位，定时翻身 □ 鼓励及协助患者渐进式下床 □ 疼痛护理 □ 穿刺点伤口护理 □ 导尿管拔除后相应护理 □ 严密监测生命体征 □ 心理护理	
健康指导	□ 对所执行的医嘱进行相应指导 □ 深呼吸及有效咳嗽方法指导 □ 促进睡眠方法指导 □ 早期下床活动的重要性，活动时保护伤口及引流管方法的指导		□ 对所执行的医嘱进行相应指导 □ 减轻腹部胀气方法的指导 □ 饮食指导 □ 渐进式下床活动方法，活动时保护伤口及引流管方法的指导 □ 鼓励患者下床排尿，不能下床者指导床上使用大小便器方法	
变异记录	□ 无　　□ 有，原因： 1. 2.		□ 无　　□ 有，原因： 1. 2.	

卵巢囊肿临床护理路径表单（续表）

患者姓名 ＿＿＿ 性别 ＿＿ 年龄 ＿＿ 住院号 ＿＿＿ 进入路径日期 ＿＿年＿月＿日

时间	住院第 5~6 天 （术后第 2~3 天）	护士签名	住院第 7~8 天 （术后第 4~5 天）	护士签名
护理评估	□ 定时评估生命体征 □ 肠功能恢复、腹胀情况 □ 穿刺点伤口情况 □ 阴道流血状况 □ 自理能力 □ 饮食情况 □ 睡眠情况 □ 心理 – 社会状况		□ 穿刺点伤口愈合情况 □ 阴道流血情况 □ 术后排便、排尿情况 □ 自理能力 □ 睡眠情况 □ 心理 – 社会状况 □ 患者的出院需求	
执行医嘱	□ 妇科术后护理常规 □ 一级护理（术后第 2 天），术后第 3 天改为二级护理 □ 半流质饮食（术后第 2 天），术后第 3 天改软食 □ 遵医嘱取相关标本，复查血常规及相关指标（必要时） □ 遵医嘱给药 □ 做好出院相关准备		□ 妇科术后护理常规 □ 二级护理 □ 逐渐过渡至普食 □ 遵医嘱给药 □ 执行出院临时医嘱	
基础及专科护理	□ 做好生活护理及清洁护理 □ 半卧位 □ 穿刺点伤口护理 □ 保持会阴清洁 □ 协助患者下床活动		□ 做好生活护理及清洁护理 □ 半卧位 □ 穿刺点伤口护理 □ 保持会阴清洁 □ 指导下床轻度活动,逐渐增加活动量	
健康指导	□ 对所执行的医嘱进行相应指导 □ 术后不适应对措施的指导 □ 逐渐增加活动时间及量 □ 饮食指导 □ 出院前相应指导		□ 穿刺点伤口指导：保持清洁干燥,一般无需拆线,如有腹痛、阴道流血等不适症状及时复诊 □ 活动与休息指导：全休 4 周；劳逸结合逐渐增加活动量 □ 饮食指导：保持良好的饮食习惯,保持大便通畅 □ 随访时间及内容 □ 出院带药指导 □ 提供咨询渠道 □ 协助办理出院手续	
变异记录	□ 无　　□ 有,原因： 1. 2.		□ 无　　□ 有,原因： 1. 2.	

输卵管妊娠临床护理路径表单

适用对象：第一诊断为输卵管妊娠，行开腹输卵管切除术

患者姓名 ＿＿＿＿ 性别 ＿＿＿ 年龄 ＿＿＿ 住院号 ＿＿＿＿ 进入路径日期 ＿＿＿ 年 ＿＿ 月 ＿＿ 日

时间	住院第 1 天（急诊手术）			
	手术前	护士签名	手术后	护士签名
护理评估	□ 一般情况：生命体征、营养状态、自理能力 □ 月经史、婚育史、既往史、药物过敏史 □ 腹痛及阴道流血情况，有无组织物排出 □ 腹部压痛、反跳痛、移动性浊音体征 □ 盆腔检查：宫颈举痛、摇摆痛、子宫漂浮感、后穹隆触痛等 □ 排泄是否顺畅、肛门有无坠胀感 □ 心理 – 社会状况 □ 相关检查有无异常		□ 麻醉恢复情况 □ 定时评估生命体征、腹部体征 □ 阴道出血，有无内出血等并发症 □ 腹部切口情况 □ 疼痛评估；镇痛泵 □ 腹腔引流管或导尿管者注意引流情况 □ 睡眠情况 □ 心理 – 社会状况	
执行医嘱	□ 妇科护理常规 □ 一级护理 □ 禁食水，并通知患者 □ 协助完成辅助检查：心电图、B 超、阴道后穹隆穿刺术、胸片等 □ 留取血液标本，完成血常规、血生化、凝血功能、血型鉴定、血及尿 HCG、感染性疾病筛查等检查 □ 交叉配血、备血，输血 □ 遵医嘱开放静脉通路、给药 □ 留置导尿管 □ 皮肤准备 □ 药物敏感试验 □ 吸氧		□ 妇科术后护理常规 □ 一级护理 □ 禁食、水 6 小时（硬膜外麻醉） □ 去枕平卧 6 小时 □ 腹部切口置沙袋 6 小时 □ 监测生命体征，必要时行心电监护 □ 遵医嘱用药	
基础及专科护理	□ 完成入院宣教 □ 给予半卧位、保暖，必要时氧气吸入 □ 佩戴腕带 □ 严密观察生命体征、腹痛及阴道流血情况 □ 导尿管护理，会阴擦洗每日 2 次 □ 介绍手术过程，说明术后可能有的管道：尿管、腹腔引流管 □ 心理护理		□ 床边交接班，填写各项记录 □ 平卧 6~8 小时后，改半卧位，每 2 小时协助改变体位，活动肢体 □ 伤口护理，缓解疼痛 □ 腹腔引流管相应护理 □ 导尿管护理，会阴擦洗每日 2 次 □ 严密观察阴道流血情况 □ 观察静脉输液、输血有无异常 □ 心理护理 □ 禁食 6 小时后少量流质，避免产气食物 □ 做好个人清洁及生活护理 □ 检查皮肤完整性	

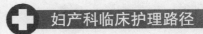

（续上表）

时间	住院第 1 天（急诊手术）				
	手术前	护士签名	手术后	护士签名
健康指导	□ 对所执行的医嘱进行相应指导 □ 解释术前准备内容、目的及注意事项		□ 对所执行的医嘱进行相应指导 □ 促进自行排尿的方法 □ 深呼吸及有效咳嗽指导 □ 促进睡眠的方法 □ 早期下床活动的重要性，活动时保护 　切口及引流管方法	
变异记录	□ 无　　□ 有，原因： 1. 2.		□ 无　　□ 有，原因： 1. 2.	

输卵管妊娠临床护理路径表单（续表）

患者姓名 ＿＿＿ 性别 ＿＿ 年龄 ＿＿ 住院号 ＿＿ 进入路径日期 ＿＿ 年 ＿ 月 ＿ 日

时间	住院第2天（术后第1天）	护士签名	住院第3天（术后第2天）	护士签名
护理评估	□ 定时评估生命体征 □ 腹痛及阴道流血情况 □ 切口及引流情况 □ 胃肠功能恢复情况，是否排气 □ 疼痛情况 □ 拔除后导尿管能否自行排尿 □ 进食后腹部症状 □ 生活自理能力 □ 睡眠情况 □ 心理–社会状况		□ 定时评估生命体征 □ 腹痛及阴道流血情况 □ 切口情况，有无感染、裂开等并发症 □ 引流管拔除后渗液情况 □ 饮食情况 □ 生活自理能力 □ 排泄情况 □ 睡眠情况 □ 心理–社会状况	
执行医嘱	□ 妇科术后护理常规 □ 一级护理 □ 半流质饮食 □ 遵医嘱给药 □ 切口换药 □ 停留置导尿 □ 复查血常规、尿常规、HCG		□ 妇科术后护理常规 □ 二级护理 □ 普食 □ 遵医嘱给药 □ 拔出腹腔引流管，停记引流量 □ 复查血常规、尿常规、HCG，血生化等检查 □ 切口换药	
基础及专科护理	□ 做好生活护理及清洁护理 □ 观察腹部切口及阴道流血情况 □ 半卧位，定时翻身 □ 鼓励及协助患者渐进式下床 □ 疼痛护理 □ 导尿管拔除后相应护理 □ 测量生命体征每日3次		□ 做好生活护理及清洁护理 □ 半卧位 □ 观察腹部切口及阴道流血情况 □ 疼痛护理 □ 腹腔引流管拔除后切口的渗出情况及护理 □ 指导/协助患者进行功能锻炼 □ 测量生命体征每日3次	
健康指导	□ 对所执行的医嘱进行相应指导 □ 减轻伤口疼痛方法，尤其咳嗽、深呼吸、活动、排泄等时间疼痛的缓解方法 □ 饮食指导 □ 渐进式下床活动方法，活动时保护切口及引流管方法 □ 鼓励患者下床排尿，不能下床者指导床上使用大小便器方法		□ 对所执行的医嘱进行相应指导 □ 饮食指导 □ 鼓励患者适当增加活动时间 □ 鼓励患者做好会阴部的清洁	
变异记录	□ 无　　□ 有，原因： 1. 2.		□ 无　　□ 有，原因： 1. 2.	

输卵管妊娠临床护理路径表单（续表）

患者姓名 _____ 性别 _____ 年龄 _____ 住院号 _____ 进入路径日期 _____ 年 __ 月 __ 日

时间	住院第 4~5 天（术后第 3~4 天）	护士签名	住院第 6~10 天（术后第 5~9 天）	护士签名
护理评估	□ 定时评估生命体征 □ 腹部切口及阴道流血情况 □ 有无并发症 □ 进食后腹部症状 □ 生活自理能力 □ 睡眠情况 □ 心理 – 社会状况 □ 相关检查有无异常		□ 定时评估生命体征 □ 腹部切口愈合情况 □ 阴道流血情况 □ 饮食情况 □ 生活自理能力 □ 睡眠情况 □ 心理 – 社会状况	
执行医嘱	□ 妇科术后护理常规 □ 二级护理 □ 普食 □ 复查血、尿常规及 HCG □ 遵医嘱给药 □ 做好出院相关准备		□ 妇科术后护理常规 □ 三级护理 □ 普食 □ 遵医嘱给药 □ 切口换药、拆线 □ 执行出院临时医嘱	
基础及专科护理	□ 做好生活护理及清洁护理 □ 自主体位（半卧位为主） □ 疼痛护理 □ 切口护理 □ 指导患者合理活动 □ 测量生命体征每日 3 次		□ 做好生活护理及清洁护理 □ 自主体位（半卧位为主） □ 切口护理 □ 指导患者合理活动 □ 测量生命体征每日 3 次 □ 做好出院宣教 □ 协助患者办理出院手续	
健康指导	□ 对所执行的医嘱进行相应指导 □ 告知患者一般伤口拆线时间 □ 逐渐增加活动时间 □ 合理饮食,加强营养 □ 定时排便 □ 做好会阴部的清洁护理		给予出院指导： □ 随访时间：复查 HCG 直至正常 □ 出院带药指导 □ 合理饮食,加强营养 □ 禁止盆浴和性生活 1 个月 □ 活动与休息指导,劳逸结合 □ 伤口自我护理指导：保持清洁干燥, 　 出现异常情况及时就诊 □ 提供咨询渠道 □ 避孕指导	
变异记录	□ 无　　□ 有,原因： 1. 2.		□ 无　　□ 有,原因： 1. 2.	

自然阴道分娩临床护理路径表单

适用对象：第一诊断为孕足月头位自然临产（无阴道分娩禁忌证）

患者姓名 _____ 性别 _____ 年龄 _____ 住院号 _____ 进入路径日期 ____ 年 __ 月 __ 日

时间	住院第 1 天			
	入院时	护士签名	分娩期	护士签名
护理评估	□ 一般资料：年龄、职业、受教育程度、婚姻状况等 □ 一般情况：生命体征、身高、体重、营养状态、皮肤情况；有无合并症/并发症 □ 既往相关病史、药物过敏史 □ 月经史、婚育史、预产期 □ 孕周、宫高、腹围、胎方位、胎心、胎动情况 □ 子宫收缩及阴道流血、流液情况 □ 产程进展情况 □ 骨盆外测量 □ 自理能力 □ 相关检查有无异常 □ 阴道分娩相关知识了解情况 □ 疼痛耐受性及反应 □ 心理 – 社会状况		□ 生命体征 □ 子宫收缩 □ 胎膜破裂时间、羊水性状及量 □ 宫口扩张及胎先露位置 □ 胎心 □ 骨盆内测量 □ 疼痛耐受性 □ 排泄情况 □ 胎盘及胎膜完整性 □ 阴道出血量 □ 会阴伤口情况 □ 新生儿 Apgar 评分及一般状况 □ 心理 – 社会状况	
执行医嘱	□ 产科护理常规 □ 二级护理 □ 普食 □ 左侧卧位 □ 自数胎动 □ 监测胎心：每 2~4 小时测一次 □ 实验室检查：血常规、尿常规、凝血功能、孕妇生化、血型、肝肾功能（必要时）等 □ 胎心监护（NST） □ 心电图 □ 盆腔 B 超		□ 左侧卧位；宫口开全后改为膀胱截石位 □ 吸氧 □ 胎心监护（NST） □ 遵医嘱用药 □ 接产准备：会阴冲洗、物品准备等 □ 接产	
基础及专科护理	□ 完成入院宣教 □ 介绍病区环境、医护人员等 □ 提供安静待产环境 □ 佩戴腕带 □ 会阴部清洁并备皮 □ 左侧卧位，适度活动 □ 产程中监测生命体征变化 □ 严密观察宫缩 □ 严密监测产程进展，包括宫口扩展和胎先露下降 □ 监测胎心变化		□ 心理支持 □ 提供安静分娩环境，保持适宜温度、湿度 □ 营养支持 □ 监测生命体征 □ 观察宫缩、胎心、产程进展 □ 吸氧 □ 遵医嘱用药 □ 疼痛护理 □ 指导产妇正确使用腹压 □ 正确接产 □ 预防产后出血	

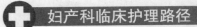

（续上表）

时间	住院第 1 天			
	入院时	护士签名	分娩期	护士签名
基础及专科护理	□ 做好胎膜破裂后的相关护理 □ 指导产妇正确监测胎动并计数 □ 疼痛护理 □ 心理护理		□ 新生儿产时护理（保暖、清理呼吸道、脐带处理、早接触、早吸吮、侧卧位等） □ 做好皮肤及会阴部清洁护理 □ 做好产后 2 小时观察：子宫收缩、阴道出血、会阴伤口情况、生命体征、鼓励排尿等	
健康指导	□ 对所执行的医嘱给予相应指导 □ 介绍阴道分娩相关知识,消除紧张、焦虑情绪 □ 指导产妇缓解疼痛的方法 □ 饮食指导 □ 鼓励勤解小便,避免膀胱潴留 □ 母乳喂养知识宣教		□ 对所执行的医嘱给予相应指导 □ 介绍分娩相关知识,消除紧张、焦虑情绪 □ 指导产妇缓解疼痛的方法,指导正确用力 □ 饮食指导 □ 鼓励勤解小便,避免膀胱潴留 □ 指导亲子关系尽早建立	
变异记录	□ 无　　□ 有,原因 1. 2.		□ 无　　□ 有,原因 1. 2.	

自然阴道分娩临床护理路径表单（续表）

患者姓名 _____ 性别 ___ 年龄 ___ 住院号 _____ 进入路径日期 ___ 年 __ 月 __ 日

时间	住院第 2~4 天（产后第 1~3 天）	护士签名	住院第 5 天（出院日）	护士签名
护理评估	□ 一般情况：精神状态、睡眠情况等 □ 生命体征 □ 子宫复旧情况、恶露量及性状 □ 会阴切口情况 □ 乳房状况 □ 饮食情况 □ 排泄情况 □ 母乳喂养执行情况 □ 产褥期相关保健知识掌握情况 □ 心理 – 社会状况		□ 一般情况：精神状态、睡眠情况等 □ 生命体征 □ 子宫复旧及恶露情况 □ 会阴切口愈合情况 □ 乳房状况 □ 饮食情况 □ 排泄情况 □ 母乳喂养执行情况 □ 自我护理知识、技能掌握情况 □ 心理 – 社会状况	
执行医嘱	□ 产后护理常规 □ 二级护理 □ 普食 □ 观察子宫收缩、宫底高度及阴道出血情况 □ 会阴擦洗每日 2 次 □ 乳房护理 □ 遵医嘱用药 □ 复查血常规、尿常规（必要时）		□ 会阴拆线 □ 执行出院医嘱	
基础及专科护理	□ 监测生命体征 □ 生活护理 □ 会阴伤口护理 □ 乳房护理、母乳喂养指导 □ 观察子宫收缩、宫底高度、恶露情况 □ 心理护理 □ 新生儿护理（脐部护理、新生儿沐浴、新生儿抚触、预防接种） □ 72 h 后行新生儿疾病筛查（苯丙酮尿症、甲状腺功能低下、听力筛查（必要时）等		□ 会阴擦洗 □ 新生儿沐浴、更换衣服 □ 出院指导 □ 协助办理出院手续	
健康指导	□ 对所执行的医嘱给予相应指导 □ 饮食指导 □ 乳房自我护理；母乳喂养指导 □ 告知产妇与新生儿同步休息，睡眠时宜取伤口对侧卧位 □ 产褥期保健操指导 □ 新生儿护理相关知识宣教		□ 饮食指导、活动与休息指导 □ 心理调适指导 □ 母乳喂养指导 □ 新生儿护理知识宣教 □ 计划生育指导 □ 预防接种指导 □ 出院宣教（注意个人卫生、禁性生活及盆浴 2 个月、产后 42 天母婴复诊）	
变异记录	□ 无　　□ 有,原因 1. 2.		□ 无　　□ 有,原因 1. 2.	

计划性剖宫产临床护理路径表单

适用对象：第一诊断为首选治疗方案符合子宫下段剖宫产者

患者姓名 _____ 性别 ____ 年龄 ____ 住院号 _____ 进入路径日期 ____ 年 __ 月 __ 日

时间	住院第 1 天	护士签名	住院第 2 天（手术日）	护士签名
护理评估	□ 一般资料 □ 一般情况：生命体征、身高、体重、营养状态、皮肤情况、有无合并症 / 并发症 □ 既往相关病史、药物过敏史 □ 月经史、婚育史 □ 预产期、孕周、宫高、腹围、胎方位、胎心、胎动情况 □ 子宫收缩及阴道流血、流液情况 □ 产程进展情况 □ 骨盆外测量 □ 自理能力 □ 相关检查有无异常 □ 剖宫产相关知识了解情况 □ 心理 – 社会状况		□ 一般情况：意识、面色、肢体活动等 □ 生命体征情况 □ 子宫收缩、宫底高度及阴道出血情况 □ 腹部切口情况 □ 疼痛情况及镇痛泵使用情况 □ 导尿管引流情况 □ 皮肤情况、会阴清洁度 □ 母乳喂养执行情况 □ 睡眠情况 □ 有无并发症 □ 心理 – 社会状况	
执行医嘱	□ 产科护理常规 □ 二级护理 □ 普食 □ 自数胎动 □ 听胎心，每 2~4 小时听 1 次 □ 血常规、尿常规、凝血功能、孕妇生化、免疫过筛、血型（必要时配血、备血） □ 胎心监护（NST） □ 心电图 □ B 超 □ 拟明日上午在连续硬膜外麻醉下行子宫下段剖宫术 □ 备皮 □ 药物敏感试验 □ 晚 22:00 后禁食水 □ 明晨留置导尿管		□ 剖宫产术后护理常规 □ 一级护理 □ 禁食、水 6 小时后改为流质饮食 □ 去枕平卧 6 小时 □ 腹部切口置沙袋 6 小时 □ 监测生命体征 □ 低流量吸氧 □ 留置导尿管 □ 观察子宫收缩、宫底高度及阴道出血情况 □ 会阴擦洗每日 2 次 □ 乳房护理 □ 遵医嘱给药	
基础及专科护理	□ 完成入院宣教 □ 介绍病区环境、医护人员等 □ 佩戴腕带 □ 填写入院评估表 □ 留取血尿标本送检 □ 术前待产妇准备（备皮、皮试等） □ 术前用物准备 □ 监测生命体征 □ 观察宫缩、胎心等情况 □ 指导待产妇自数胎动		□ 观察产妇一般情况：神志、面色、肢体活动、皮肤情况等 □ 饮食指导 □ 监测生命体征 □ 平卧位 6 小时后定时协助产妇床上翻身 □ 观察子宫收缩、宫底高度及阴道出血情况 □ 生活护理 □ 协助母乳喂养指导 □ 伤口护理	

（续上表）

时间	住院第1天	护士签名	住院第2天（手术日）	护士签名
基础及专科护理	□ 阴道排液情况 □ 协助家属签署手术及输血知情同意书等 □ 促进睡眠 □ 晨晚间护理 □ 心理护理		□ 疼痛护理 □ 留置导尿管护理,会阴擦洗每日2次 □ 遵医嘱用药 □ 心理护理 □ 新生儿护理（保暖、清理呼吸道、脐带处理、早接触、早吸吮、侧卧位等）	
健康指导	□ 对所执行的医嘱给予相应指导 □ 讲解剖宫产术相关知识,消除紧张、焦虑情绪 □ 告知产妇术前禁食水的目的与意义,提醒其严格执行		□ 对所执行的医嘱进行相应的指导 □ 禁食水6小时后指导进易消化产气少的流质如米汤、面汤等 □ 床上翻身活动的方法与意义 □ 新生儿护理知识宣教 □ 母乳喂养指导 □ 产褥期卫生保健知识指导	
变异记录	□ 无　　□ 有,原因 1. 2.		□ 无　　□ 有,原因 1. 2.	

计划性剖宫产临床护理路径表单（续表）

患者姓名 _____ 性别 _____ 年龄 _____ 住院号 _____ 进入路径日期 _____ 年 __ 月 __ 日

时间	住院第3天（术后第1日）	护士签名	住院第4天（术后第2日）	护士签名
护理评估	□ 产妇一般情况,生命体征是否平稳 □ 饮食情况,肠蠕动恢复情况 □ 子宫收缩、宫底高度及阴道出血情况 □ 切口情况、疼痛情况及镇痛泵使用情况 □ 睡眠情况 □ 导尿管引流情况及拔除后排尿情况 □ 皮肤情况、会阴清洁度 □ 母乳喂养执行情况 □ 有无并发症 □ 心理 – 社会状况		□ 产妇一般情况,生命体征情况 □ 饮食情况 □ 子宫复旧及恶露情况 □ 腹部切口情况 □ 睡眠情况 □ 排泄情况 □ 生活自理能力 □ 母乳喂养执行情况 □ 有无并发症 □ 心理 – 社会状况	
执行医嘱	□ 剖宫产术后护理常规 □ 一级护理 □ 流质饮食 □ 监测生命体征 □ 观察子宫收缩、宫底高度及阴道出血情况 □ 会阴擦洗每日2次、乳房护理 □ 遵医嘱给药 □ 停留置导尿管 □ 伤口换药		□ 剖宫产术后护理常规 □ 二级护理 □ 半流质饮食 □ 半卧位 □ 定时生命体征 □ 观察子宫复旧及恶露情况 □ 乳房护理 □ 伤口换药 □ 遵医嘱给药	
基础及专科护理	□ 观察产妇神志、面色、肢体活动等 □ 饮食指导 □ 定时测量生命体征、用药观察与护理 □ 协助产妇尿管拔除后下床排尿 □ 观察子宫收缩、宫底高度及阴道出血情况 □ 鼓励/协助产妇勤翻身、活动肢体 □ 生活护理、母乳喂养指导 □ 伤口护理、疼痛护理 □ 心理护理 □ 新生儿护理常规（脐部护理、新生儿沐浴、预防接种等）		□ 观察产妇一般情况 □ 饮食指导 □ 定时测量生命体征 □ 观察子宫复旧及恶露情况 □ 乳房护理、母乳喂养指导 □ 用药观察与护理 □ 协助产妇下床活动 □ 术后不适的护理 □ 术后并发症的观察与护理 □ 心理护理 □ 新生儿护理常规	
健康指导	□ 对所执行的医嘱进行相应的指导 □ 饮食指导,鼓励早期下床活动 □ 督促尿管拔除后4~6小时内尽早自解小便 □ 新生儿护理知识宣教 □ 母乳喂养指导 □ 清洁卫生保健知识指导 □ 产褥期保健操		□ 对所执行的医嘱进行相应的指导 □ 饮食指导,母乳喂养指导 □ 新生儿护理知识宣教 □ 活动指导 □ 卫生保健知识指导 □ 产褥期保健操	
变异记录	□ 无　　□ 有,原因 1. 2.		□ 无　　□ 有,原因 1. 2.	

计划性剖宫产临床护理路径表单（续表）

患者姓名 _____ 性别 ____ 年龄 ____ 住院号 _____ 进入路径日期 ____ 年 __ 月 __ 日

时间	住院第 5~7 天（术后第 3~5 日）	护士签名	住院第 8 天（出院日）	护士签名
护理评估	□ 产妇一般情况,生命体征情况 □ 饮食情况,母乳喂养执行情况 □ 子宫复旧及恶露情况 □ 腹部切口情况 □ 睡眠情况,生活自理能力 □ 相关检查有无异常 □ 有无并发症 □ 心理 – 社会状况		□ 产妇一般情况 □ 生命体征情况 □ 饮食情况,母乳喂养执行情况 □ 子宫复旧及恶露情况 □ 腹部切口情况 □ 睡眠情况,生活自理能力 □ 心理 – 社会状况 □ 出院需求	
执行医嘱	□ 剖宫产术后护理常规 □ 二级护理 □ 监测生命体征 □ 半流质或普食 □ 观察子宫复旧及恶露情况 □ 乳房护理 □ 遵医嘱给药 □ 复查血常规、尿常规等		□ 执行出院医嘱 □ 出院带药（必要时） □ 门诊定期随访	
基础及专科护理	□ 观察产妇一般情况 □ 饮食指导,母乳喂养指导 □ 定时测量生命体征 □ 观察子宫复旧及恶露情况 □ 乳房护理 □ 用药观察与护理 □ 遵医嘱留取血、尿标本并及时送检 □ 心理护理 □ 新生儿护理常规 □ 新生儿母乳喂养后 72 小时采足跟血行疾病筛查 □ 新生儿听力筛查（必要时）		□ 协助办理出院相关手续 □ 出院指导	
健康指导	□ 对所执行的医嘱进行相应的指导 □ 饮食指导 □ 活动指导 □ 新生儿护理知识宣教 □ 母乳喂养指导 □ 产褥期卫生保健知识指导		□ 饮食指导 □ 活动与休息指导 □ 新生儿护理知识宣教 □ 母乳喂养指导 □ 产褥期卫生保健知识指导 □ 计划生育指导 □ 出院宣教:注意个人卫生、禁性生活及盆浴 2 个月、产后 42 天母婴复诊	
变异记录	□ 无　　□ 有,原因 1. 2.		□ 无　　□ 有,原因 1. 2.	

胎膜早破行阴道分娩临床护理路径表单

适用对象：第一诊断为胎膜早破（足月），行阴道分娩

患者姓名 _____ 性别 ____ 年龄 ____ 住院号 _____ 进入路径日期 ____ 年 __ 月 __ 日

时间	住院第 1~2 天			
	分娩前	护士签名	分娩后	护士签名
护理评估	□ 一般情况：生命体征、营养状况、合并症/并发症 □ 月经史、婚育史、过敏史、既往史 □ 有无诱发胎膜早破的因素 □ 专科评估：孕周、有无宫缩、胎心、阴道流液时间及性状、阴道流血、宫高/腹围、胎位、骨盆测量有无狭窄等 □ 有无感染 □ 相关检查有无异常 □ 心理-社会状况		□ 评估生命体征 □ 子宫收缩、宫底高度及硬度 □ 阴道流血情况 □ 会阴部切口情况 □ 疼痛情况，指导患者评估方法 □ 排尿情况；膀胱有无充盈 □ 乳房泌乳情况 □ 新生儿生命体征、喂养、护理 □ 心理-社会状况	
执行医嘱	□ 产前护理常规 □ 一级护理 □ 普食 □ 绝对卧床休息，左侧卧位（未入盆者取头低臀高位防止脐带脱垂） □ 监测胎心，计数胎动 □ 观察宫缩及阴道流液 □ 协助完成 B 超、胎心监护、心电图等准备 □ 留取血液标本，完成血常规、尿常规、药物敏感试验、凝血功能、血生化、感染性疾病筛查、C 反应蛋白（必要时）等检查 □ 观察临产征象，必要时行缩宫素静脉滴注 □ 遵医嘱用药 □ 观察宫口扩张和胎先露下降情况 □ 接产准备及接产		□ 产后护理常规 □ 二级护理 □ 普食（尤其多食汤类） □ 遵医嘱给药 □ 保持新生儿呼吸道通畅 □ 注意保暖 □ 保持会阴部清洁、干燥	
基础及专科护理	□ 介绍环境、医护人员等。告知住院制度，妥善保管贵重品，介绍病房设施及用法 □ 佩戴腕带 □ 指导/协助清洁，更换病员服 □ 协助待产妇取左侧卧位、抬高臀部 □ 密切观察羊水性状、颜色及气味等 □ 会阴护理：擦洗，每日 2 次；垫消毒会阴垫，保持局部干燥 □ 严密监测胎心，计数胎动 □ 严密观察宫缩及产程进展 □ 说明阴道分娩的过程，有条件者可实施导乐陪伴分娩 □ 心理护理		□ 迎接产妇及新生儿、交接、记录 □ 观察宫缩及阴道出血情况 □ 卧床休息 1~2 小时后早期下床排尿 □ 尿潴留者留置尿管，行相应护理 □ 饮食指导 □ 会阴伤口护理 □ 体位：会阴伤口对侧卧位 □ 做好个人清洁及生活护理 □ 做好新生儿护理（保暖、侧卧位、脐部护理、眼睛护理，协助早接触、早吸吮） □ 心理护理	

（续上表）

时间	住院第1~2天				
	分娩前	护士签名	分娩后	护士签名
健康指导	□ 对所执行的医嘱进行相应指导 □ 强调卧床休息、抬高臀部的重要性 □ 解释分娩前后的注意事项		□ 对所执行的医嘱进行相应指导 □ 新生儿护理方法指导 □ 母乳喂养重要性,母乳喂养指导 □ 指导产妇进行自我护理(乳房护理、会阴部护理、皮肤护理等)	
变异记录	□ 无　　□ 有,原因 1. 2.		□ 无　　□ 有,原因 1. 2.	

胎膜早破临床护理路径表单（续表）

患者姓名 _____ 性别 ____ 年龄 ____ 住院号 _____ 进入路径日期 ____ 年 __ 月 __ 日

时间	住院第 3~4 天（分娩后第 1~2 天）	护士签名	住院第 5~6 天（分娩后第 3~4 天）	护士签名
护理评估	□ 评估母婴生命体征 □ 评估子宫复旧、有无压痛 □ 恶露情况；有无产褥感染等并发症 □ 乳房泌乳情况 □ 会阴伤口情况 □ 导尿管拔除后排尿情况 □ 新生儿喂养情况 □ 自理能力及照顾新生儿能力评估 □ 母婴睡眠情况 □ 饮食情况 □ 相关检查有无异常 □ 心理 – 社会状况		□ 评估母婴生命体征 □ 评估子宫复旧、有无压痛 □ 恶露的情况 □ 乳房泌乳情况 □ 会阴伤口情况 □ 有无产褥感染等并发症 □ 新生儿喂养情况 □ 照顾新生儿能力评估 □ 母婴睡眠情况 □ 饮食情况 □ 心理 – 社会状况 □ 患者的出院需求	
执行医嘱	□ 产科产后护理常规 □ 二级护理 □ 饮食指导，促进乳汁分泌 □ 会阴部伤口护理每日 2 次 □ 遵医嘱给药 □ 根据医嘱执行血常规、尿常规、血生化等辅助检查		□ 产科产后护理常规 □ 二级护理 □ 饮食指导 □ 会阴部伤口拆线（内缝者除外） □ 执行出院医嘱	
基础及专科护理	□ 做好生活护理及清洁护理 □ 早起下床活动 □ 保暖 □ 半卧位，鼓励及协助患者下床活动 □ 会阴伤口护理 □ 乳房护理，早期哺乳 □ 导尿管拔除后相应护理 □ 产后保健操 □ 新生儿预防接种 □ 新生儿护理常规		□ 做好生活护理及清洁护理 □ 饮食指导 □ 会阴伤口护理 □ 乳房护理 □ 产后保健操 □ 母乳喂养指导 □ 新生儿护理常规 □ 新生儿母乳喂养后 72 小时采取足跟血进行疾病筛查 □ 新生儿听力筛查（必要时） □ 协助办理出院手续	
健康指导	□ 对所执行的医嘱进行相应指导 □ 饮食指导 □ 新生儿抚触指导、新生儿喂养指导 □ 乳房护理指导 □ 会阴部及皮肤护理指导 □ 指导产妇积极进行心理调适		□ 告知产妇一般伤口拆线时间 □ 逐渐增加活动量及时间 □ 给予出院指导：随访时间：产后 42 天；出院带药指导；坚持 4~6 个月母乳喂养；保持心情愉快，计划生育指导；产褥期及新生儿护理健康教育指导；提供咨询渠道	
变异记录	□ 无　　□ 有,原因 1. 2.		□ 无　　□ 有,原因 1. 2.	

眼、耳鼻咽喉、口腔科临床护理路径

年龄相关性白内障临床护理路径表单

适用对象：第一诊断为年龄相关性白内障,行白内障超声乳化吸除联合人工晶体植入术

患者姓名 ＿＿＿ 性别 ＿＿ 年龄 ＿＿ 住院号 ＿＿＿ 进入路径日期 ＿＿年＿月＿日

时间	住院第 1 天	护士签名	住院第 2 天 （手术前 1 天）	护士签名
护理评估	□ 生命体征 □ 既往史：有无高血压、糖尿病、乙肝、丙肝、艾滋病、梅毒等 □ 专科评估：有无眼外伤、慢性泪囊炎、高度近视、视力下降程度及发展速度，是否合并眼痛 □ 药物过敏史 □ 自理能力 □ 心理状况及疾病知晓情况 □ 生活环境		□ 生命体征 □ 心理状况 □ 泪道通畅情况 □ 手术禁忌证：结膜炎、泪道冲洗有脓液、血糖高于 8.3 mmol/L □ 阳性检查结果再次评估	
执行医嘱	□ 眼科护理常规 □ 三级护理 □ 普通饮食 □ 左氧氟沙星眼药水滴眼每日 4 次,普拉洛芬眼药水滴眼每日 4 次 □ 胸片、心电图、眼彩超、血常规、尿常规、生化常规、凝血功能、免疫（乙肝五项、丙肝、梅毒、HIV 抗体） □ 测眼压 □ 测量角膜曲率及测算人工晶体度数，必要时测角膜内皮计数		□ 冲洗泪道 □ 左氧氟沙星眼药水滴眼每日 4 次,普拉洛芬眼药水滴眼每日 4 次 □ 抗生素皮试 □ 术前 30 分钟术眼滴 "复方托品酰胺" 或其他散瞳眼药水, 5 分钟一次, 共 4 次	
护理	□ 询问病史,填写入院护理评估单 □ 监测生命体征 □ 佩戴腕带 □ 做好卫生处置：修剪指（趾）甲，更换病员服,对女患者询问月经史 □ 协助完善术前检查,查看检查结果 □ 心理护理		□ 心理护理：为患者讲解相关知识及成功病例,减少恐惧心理 □ 做手术前准备（备皮、药物过敏试验、泪道冲洗） □ 查看术前检查是否完善	
健康指导	□ 入院介绍：病房环境、规章制度、科室主任、护士长、主管医师、责任护士,妥善保管贵重物品,戒烟,介绍病房设施及用法,在入院告知书上双方签名 □ 介绍疾病相关知识,指导正确滴眼药 □ 告知病人各项检查要求及注意事项 □ 协助生活护理 □ 指导保暖、预防感冒,保持充足睡眠		□ 饮食指导：术晨进少量清淡饮食 □ 配合手术室访视者讲解手术室环境、麻醉方法、有关操作的目的 □ 指导术前稳定情绪,保证充足睡眠 □ 练习眼球转动,特别是向下看动作 □ 告知病人当日需做的手术前准备项目,取得理解配合 □ 告知患者手术时间	
变异记录	□ 无　　□ 有,原因： 1. 2.		□ 无　　□ 有,原因： 1. 2.	

年龄相关性白内障临床护理路径表单（续表）

患者姓名 _____ 性别 _____ 年龄 _____ 住院号 _____ 进入路径日期 _____ 年 __ 月 __ 日

时间	住院第3天 （手术当日）	护士签名	住院第4天 （手术后第1天）	护士签名
护理评估	☐ 生命体征 ☐ 伤口敷料是否清洁、干燥 ☐ 有无头痛、眼痛 ☐ 自理能力 ☐ 心理状况		☐ 生命体征 ☐ 伤口敷料是否清洁、干燥 ☐ 术后视功能 ☐ 自理能力 ☐ 心理状况	
执行医嘱	☐ 术前散瞳 ☐ 眼科术后护理常规 ☐ 一级护理 ☐ 半流质或软食 ☐ 抗生素药物治疗		☐ 眼科术后护理常规 ☐ 一级护理 ☐ 半流质或软食 ☐ 遵医嘱给药	
护理	☐ 术毕手术室护士与病房护士详细交接患者，并填写"手术患者护理记录" ☐ 平卧位或半卧位休息 ☐ 戴眼罩保护术眼，防止损伤 ☐ 病情观察：术后如出现轻微刺激症状，如畏光、流泪、异物感，为正常术后反应，如出现眼胀、眼痛、持续性头痛、恶心、呕吐等症状，及时告知医生 ☐ 生活护理 ☐ 观察患者心理状况、睡眠情况		☐ 抗菌药物＋类固醇激素眼药水滴眼 ☐ 病情观察：观察眼压，询问病人是否有眼胀、眼痛、持续性头痛、恶心、呕吐等症状，如出现上述症状及时告知医生 ☐ 观察患者心理状况，有无术后视力不佳，出现沮丧心理	
健康指导	☐ 嘱病人避免头部震动，不要碰撞术眼，勿低头、大声谈笑、用力咳嗽、打喷嚏、用力排便 ☐ 饮食指导：术后当日半流质或软食，多进食高蛋白、高热量、富含维生素的食物 ☐ 保持眼部清洁 ☐ 避免与陪护人员同床休息，以免误伤术眼		☐ 保持眼部清洁，不要揉术眼 ☐ 指导患者掌握正确滴眼药方法，滴眼时注意无菌操作，勿碰压眼球，眼药水勿触及眼睫毛 ☐ 避免长时间低头及用力咳嗽，保持大便通畅 ☐ 饮食指导：半流质或软食	
变异记录	☐ 无　　☐ 有,原因： 1. 2.		☐ 无　　☐ 有,原因： 1. 2.	

年龄相关性白内障临床护理路径表单(续表)

患者姓名 ＿＿＿＿ 性别 ＿＿＿ 年龄 ＿＿＿ 住院号 ＿＿＿＿ 进入路径日期 ＿＿＿ 年 ＿＿ 月 ＿＿ 日

时间	住院第 5~6 日 (术后第 2~3 日)	护士签名
护理评估	□ 生命体征 □ 手术并发症:角膜水肿、人工晶状体脱位 □ 视力	
执行医嘱	□ 眼科术后护理常规 □ 三级护理 □ 普通饮食 □ 抗菌药物 + 类固醇激素眼药水滴眼 □ 出院,停止各种医嘱,整理病案	
护理	□ 停止各项治疗护理 □ 遵医嘱为患者办理出院手续 □ 遵医嘱发放出院带药	
健康指导	□ 指导病人及家属掌握正确滴眼药方法,详细交代用药方法、注意事项,不可自行停药、改药及增减药量 □ 注意保护视力,不要长时间看书、看电视 □ 洗头、洗澡时注意洗发水勿进入眼内,避免引起眼部感染 □ 术后半年内避免重体力劳动,保持眼部卫生,切勿用手、毛巾、不洁物揉擦术眼 □ 预约复诊日期,如出现眼红、眼痛、视力减退等症状应立即就诊 □ 留患者联系电话,以便回访,需要时 3 个月后验光配镜	
变异记录	□ 无　　□ 有,原因: 1. 2.	

原发性闭角型青光眼临床护理路径表单

适用对象：第一诊断为原发性闭角型青光眼，行小梁切除术

患者姓名 _____ 性别 _____ 年龄 _____ 住院号 _____ 进入路径日期 _____ 年 __ 月 __ 日

时间	住院第1天	护士签名	住院第2天（手术前1天）	护士签名
护理评估	□ 生命体征 □ 既往史：有无高血压、糖尿病、乙肝、丙肝、艾滋病、梅毒等 □ 专科评估：有无眼外伤、慢性泪囊炎、青光眼家族史、遗传病史、眼痛、眼压、视力、瞳孔、前房深度 □ 药物过敏史 □ 自理能力 □ 心理状况及疾病知晓情况 □ 诱发因素：情绪、药物、劳累等		□ 生命体征 □ 心理状况 □ 泪道通畅情况 □ 手术禁忌证：结膜炎、泪道冲洗有脓液、血糖高于8.3 mmol/L □ 眼压、眼痛、前房深度 □ 阳性检查结果再次评估	
执行医嘱	□ 眼科护理常规 □ 三级护理 □ 普通饮食 □ 左氧氟沙星眼药水滴眼每日4次，普拉洛芬眼药水滴眼每日4次 □ 胸片、心电图、血常规、尿常规、生化常规、凝血功能、免疫 □ 眼压、UBM、OCT、视野检查 □ 20% 甘露醇静脉滴注 □ 口服碳酸酐酶抑制剂 □ 毛果云香碱及卡替洛尔滴眼		□ 冲洗泪道 □ 左氧氟沙星眼药水滴眼每日4次，普拉洛芬眼药水滴眼每日4次 □ 抗生素皮试、利多卡因皮试 □ 术前肌内注射止血针、镇静药（必要时）	
护理	□ 询问病史，填写入院护理评估单 □ 监测生命体征 □ 指导患者正确用药，观察眼压、眼痛及药物副作用 □ 协助生活护理 □ 休息：发作期卧床休息，环境安静，保持充足睡眠		□ 心理护理：为患者讲解相关知识及成功病例，减少恐惧心理 □ 冲洗结膜囊、冲洗泪道 □ 做抗生素皮试、利多卡因皮试	
健康指导	□ 入院介绍：病房环境、规章制度、护士长、主管医师、责任护士，介绍病房设施及使用方法，在入院告知书上双方签名 □ 介绍疾病相关知识如病因、诱发因素等 □ 饮食指导：清淡，无刺激，忌烟酒、咖啡、浓茶，适当控制饮水量，保持大便通畅 □ 切忌情绪激动、暴饮暴食 □ 避免暗室内停留 □ 告知各项检查要求及注意事项		□ 指导病人术前稳定情绪，保证充足睡眠 □ 练习眼球转动，特别是向下看的动作 □ 告知病人当日需做的手术前准备项目，取得理解配合 □ 饮食指导：术晨进少量清淡饮食 □ 配合手术室访视者讲解手术室环境、麻醉方法、有关操作的目的 □ 告知患者手术时间	
变异记录	□ 无　　□ 有，原因： 1. 2.		□ 无　　□ 有，原因： 1. 2.	

原发性闭角型青光眼临床护理路径表单（续表）

患者姓名 _____ 性别 _____ 年龄 _____ 住院号 _____ 进入路径日期 ____ 年 __ 月 __ 日

时间	住院第 3 天（手术当日）	护士签名	住院第 4 天（手术后第 1~2 天）	护士签名
护理评估	□ 生命体征 □ 敷料是否清洁、干燥 □ 眼压、前房深度、疼痛 □ 是否伴随头痛、呕吐症状		□ 生命体征 □ 敷料是否清洁、干燥 □ 切口、前房深度、眼压、眼痛 □ 是否伴随头痛、呕吐症状	
执行医嘱	□ 遵医嘱术前 20% 甘露醇静脉滴注 □ 执行术前医嘱 □ 眼科术后护理常规 □ 一级护理 □ 半流质或软食 □ 监测生命体征 □ 抗生素或降眼压药物治疗		□ 眼科术后护理常规 □ 一级护理 □ 半流质或软食 □ 遵医嘱局部滴眼药及全身使用抗生素	
护理	□ 术毕手术室护士与病房护士详细交接患者，并填写"手术患者护理记录单" □ 病人取平卧位或半卧位休息 □ 对症护理：出现眼胀、眼痛、恶心、呕吐等，遵医嘱给予止痛、镇静药 □ 协助生活护理 □ 心理护理：帮助病人正确认识疾病		□ 抗菌药物 + 类固醇激素眼药水滴眼 □ 病情观察：观察切口情况、前房深度、眼压，询问病人是否有眼胀、眼痛、持续性头痛、恶心、呕吐等症状，如出现上述症状及时告知医生	
健康指导	□ 嘱病人避免头部震动，不要碰撞术眼，勿低头、大声谈笑、用力咳嗽、打喷嚏、用力排便 □ 保持眼部清洁，避免揉眼 □ 饮食指导：术后当日半流质或软食，清淡、多维生素、多纤维素，保持大便通畅 □ 避免与陪护人员同床休息，以免误伤术眼		□ 保持眼部清洁，不要揉术眼 □ 指导患者掌握正确滴眼药方法，滴眼时注意无菌操作，勿碰压眼球，眼药水勿触及眼睑毛 □ 避免长时间低头、弯腰，勿用力排便，避免咳嗽、打喷嚏等引起头部震动 □ 避免使用诱发眼压升高的药物 □ 饮食指导：半流质或软食	
变异记录	□ 无　　□ 有，原因： 1. 2.		□ 无　　□ 有，原因： 1. 2.	

原发性闭角型青光眼临床护理路径表单（续表）

患者姓名 _____ 性别 _____ 年龄 _____ 住院号 _____ 进入路径日期 _____ 年 __ 月 __ 日

时间	住院第 5~7（术后第 3~4 日）	护士签名
护理评估	□ 生命体征 □ 前房深度、眼压、眼痛、视功能 □ 心理状态	
执行医嘱	□ 眼科术后护理常规 □ 三级护理 □ 普通饮食 □ 抗菌药物＋类固醇激素眼药水滴眼 □ 必要时散瞳 □ 出院,停止各种医嘱,整理病案	
护理	□ 停止各项治疗护理 □ 遵医嘱为患者办理出院手续 □ 遵医嘱发放出院带药	
健康指导	□ 指导病人及家属掌握正确滴眼药方法,详细交代用药方法、注意事项,不可自行停药、改药及增减药量,使用阿托品等药物时,必须在医生指导下使用 □ 注意保护视力,不要在暗光下长时间看书、看电视 □ 保持心态平和,避免情绪激动 □ 避免短时间内饮水量过多（一次饮水量小于 300 ml 为宜）,以免引发或加重病情 □ 睡眠时尽量垫高枕,衣领、腰带不宜过紧 □ 坚持体育锻炼,但不宜做倒立、举重等,以免眼压升高 □ 指导病人及家属学会监测眼压 □ 预约复诊日期,留患者联系电话,以便回访,如出现眼红、眼痛、视力急剧下降及时就诊	
变异记录	□ 无　　□ 有,原因: 1. 2.	

单纯性孔源性视网膜脱离临床护理路径表单

适用对象：第一诊断为单纯性孔源性视网膜脱离，行视网膜脱离复位巩膜扣带术

患者姓名 ＿＿ 性别 ＿＿ 年龄 ＿＿ 住院号 ＿＿ 进入路径日期 ＿＿ 年 ＿ 月 ＿ 日

时间	住院第 1 天	护士签名	住院第 2 天（手术前 1 天）	护士签名
护理评估	□ 生命体征 □ 既往史：有无高血压、糖尿病、乙肝、丙肝、艾滋病、梅毒等 □ 专科评估：有无眼外伤、高度近视、无晶状体眼和人工晶状体眼，家族史，视野暗区、眼压、视力，有无眼部炎症 □ 药物过敏史 □ 自理能力 □ 心理状况 □ 疾病知晓情况		□ 生命体征 □ 心理状况 □ 泪道通畅情况 □ 手术禁忌证：结膜炎、泪道冲洗有脓液、血糖高于 8.3 mmol/L □ 阳性检查结果再次评估	
执行医嘱	□ 眼科护理常规 □ 三级护理 □ 普通饮食 □ 左氧氟沙星眼药水滴眼每日 4 次，普拉洛芬眼药水滴眼每日 4 次 □ 遵医嘱使用散瞳剂、脱水剂 □ 胸片、心电图、眼彩超、血常规、尿常规、生化常规、凝血功能、免疫、专科检查，包括裂隙灯、三面镜和间接检眼镜等 □ 根据裂孔位置取治疗性体位		□ 冲洗泪道 □ 左氧氟沙星眼药水滴眼每日 4 次，普拉洛芬滴眼每日 4 次 □ 抗生素皮试、利多卡因皮试 □ 术前半小时充分散瞳，肌内注射镇静药（必要时）	
护理	□ 询问病史，填写入院护理评估单 □ 监测生命体征 □ 绝对卧床休息，采取适当卧位，使脱离处位于最低位 □ 包盖双眼、限制眼球运动、协助生活护理 □ 遵医嘱充分散瞳，指导正确滴眼药 □ 夜间巡视观察患者病情及睡眠情况		□ 心理护理：向患者讲解相关知识及成功病例，减少恐惧心理 □ 冲洗结膜囊、冲洗泪道 □ 做抗生素皮试、利多卡因皮试	
健康指导	□ 入院介绍：病房环境、规章制度、科室主任、护士长、主管医师、责任护士，介绍病房设施及使用方法，在入院告知书上双方签名 □ 注意保暖预防感冒 □ 除必要检查外，注意休息，限制眼球运动 □ 饮食指导：饮食清淡无刺激饮食 □ 告知各项检查要求及注意事项		□ 配合手术室访视者讲解手术室环境、麻醉方法、有关操作的目的 □ 指导病人术前稳定情绪，保证充足睡眠 □ 告知患者手术时间 □ 练习眼球转动，术晨进少量清淡饮食，不宜过饱 □ 告知病人当日需做的手术前准备项目，取得理解配合	
变异记录	□ 无　　□ 有，原因： 1. 2.		□ 无　　□ 有，原因： 1. 2.	

单纯性孔源性视网膜脱离临床护理路径表单（续表）

患者姓名 ＿＿＿ 性别 ＿＿ 年龄 ＿＿ 住院号 ＿＿＿ 进入路径日期 ＿＿ 年 ＿ 月 ＿ 日

时间	住院第 3 天 （手术当日）	护士 签名	住院第 4 天 （手术后第 1 天）	护士 签名
护理评估	□ 卧位是否正确 □ 敷料是否清洁、干燥 □ 术眼有无疼痛 □ 是否伴随头痛、呕吐症状 □ 自理能力		□ 敷料是否清洁、干燥 □ 术眼有无疼痛 □ 是否伴随头痛、呕吐症状 □ 视力 □ 自理能力	
执行医嘱	□ 眼科术后护理常规 □ 一级护理 □ 半流质饮食 □ 监测生命体征 □ 抗菌药物＋激素眼水滴眼 □ 非甾体类消炎眼药水滴眼 □ 散瞳（必要时） □ 静脉滴注抗生素		□ 眼科术后护理常规 □ 一级护理 □ 半流质饮食 □ 遵医嘱局部滴眼药及全身用抗生素 □ 眼压高、角膜上皮损伤者，遵医嘱用药 □ 如炎症反应重，结膜下注射糖皮质激素	
护理	□ 术毕，手术室护士与病房护士详细交接患者，并填写"手术患者护理记录" □ 根据手术方式取适当卧位安静休息 □ 病情观察：观察敷料是否清洁、干燥，术眼有无分泌物，有无头痛、眼痛，评估眼压，如出现眼胀、眼痛、恶心、呕吐等症状，及时告知医生 □ 协助生活护理 □ 观察患者心理状况、睡眠情况		□ 病情观察：观察敷料是否清洁、干燥，术眼有无分泌物，有无头痛、眼痛，评估眼压，如出现眼胀、眼痛、恶心、呕吐等症状，及时告知医生 □ 抗菌药物＋类固醇激素眼药水滴眼 □ 协助生活护理 □ 观察患者心理状况，有无术后视力不佳，出现沮丧心理	
健康指导	□ 包扎双眼，减少眼球和头部运动，不要碰撞术眼，勿用力咳嗽、打喷嚏、用力排便 □ 保持眼部清洁，不要用手揉眼 □ 戴眼罩保护术眼，防止损伤 □ 饮食指导：术后当日半流质或软食，多进高蛋白、高热量、富含维生素的食物		□ 指导患者掌握正确滴眼药方法，滴眼时注意无菌操作，勿碰压眼球，眼药水勿触及眼睫毛 □ 保持眼部清洁，不要揉术眼 □ 安静卧床休息，指导取正确卧位 □ 饮食指导：半流质或软食	
变异记录	□ 无　　□ 有，原因： 1. 2.		□ 无　　□ 有，原因： 1. 2.	

单纯性孔源性视网膜脱离临床护理路径表单（续表）

患者姓名 ＿＿＿ 性别 ＿＿＿ 年龄 ＿＿＿ 住院号 ＿＿＿ 进入路径日期 ＿＿＿ 年 ＿＿ 月 ＿＿ 日

时间	住院第 5~10（术后第 2~6 日）	护士签名
护理评估	□ 生命体征 □ 术眼视力、视野 □ 自理能力	
执行医嘱	□ 眼科术后护理常规 □ 三级护理 □ 软食 □ 抗菌药物＋类固醇激素眼药水滴眼 □ 散瞳 □ 出院，停止各种医嘱，整理病案	
护理	□ 停止各项治疗护理 □ 遵医嘱为患者办理出院手续 □ 遵医嘱发放出院带药	
健康指导	□ 指导病人及家属掌握正确滴眼药方法 □ 注意保护视力，不要长时间看书、看电视 □ 遵医嘱继续散瞳至少 1 个月 □ 戴小孔镜 3 个月 □ 继续坚持适当体位 □ 半年内避免剧烈运动或从事重体力劳动 □ 指导病人及家属学会监测眼压 □ 预约复诊日期，留患者联系电话，以便回访，如出现眼红、眼痛、视力急剧下降及时就诊	
变异记录	□ 无　　□ 有，原因： 1. 2.	

共同性斜视临床护理路径表单

适用对象：第一诊断为共同性斜视，行共同性斜视矫正术

患者姓名 ＿＿＿＿ 性别 ＿＿＿ 年龄 ＿＿＿ 住院号 ＿＿＿＿ 进入路径日期 ＿＿＿ 年 ＿＿ 月 ＿＿ 日

时间	住院第1天	护士签名	住院第2天（手术前1天）	护士签名
护理评估	☐生命体征 ☐既往史：有无高血压、糖尿病、乙肝、丙肝、艾滋病、梅毒等 ☐专科评估：发病年龄、视力、有无屈光不正、外伤史及家族史、复视、头位偏斜、弱视 ☐药物过敏史 ☐自理能力 ☐心理状况：有无自卑心理 ☐疾病知晓情况		☐生命体征 ☐心理状况 ☐评估阳性检查结果	
执行医嘱	☐眼科护理常规 ☐三级护理 ☐普通饮食 ☐左氧氟沙星眼药水滴眼每日4次 ☐胸片、心电图、血常规、尿常规、生化常规、凝血四项、免疫（乙肝五项、丙肝、梅毒、HIV抗体） ☐眼科专科检查：视力、屈光检查、斜视的定性和定量检查、眼外肌功能检查等		☐冲洗泪道 ☐左氧氟沙星眼药水滴眼每日4次 ☐抗生素皮试、利多卡因皮试 ☐全麻患者术前禁食、水	
护理	☐询问病史，填写入院护理评估单 ☐监测生命体征 ☐更换病员服、佩戴腕带 ☐心理护理 ☐女性避开月经期手术 ☐夜间巡视，观察病情和睡眠情况		☐心理护理：讲解相关知识及成功病例，减少恐惧心理、消除自卑 ☐冲洗结膜囊、冲洗泪道 ☐做抗生素皮试、利多卡因皮试 ☐全麻患者通知禁食、水时间	
健康指导	☐入院介绍：病房环境、规章制度、科室主任、护士长、主管医师、责任护士，妥善保管贵重物品，戒烟，介绍病房设施及使用方法，在入院告知书上双方签名 ☐对所执行的医嘱进行相应指导 ☐介绍术前、术中注意事项 ☐饮食指导：少吃辛辣刺激性含糖高的食物 ☐指导正确配合视力检查 ☐注意保暖，预防感冒		☐配合手术室访视者讲解手术室环境、麻醉方法、有关操作的目的 ☐对所执行的医嘱进行相应指导 ☐介绍术前、术中注意事项 ☐告知患者手术时间 ☐注意保暖，预防感冒	
变异记录	☐无　　☐有，原因： 1. 2.		☐无　　☐有，原因： 1. 2.	

共同性斜视临床护理路径表单（续表）

患者姓名 ＿＿＿＿ 性别 ＿＿＿ 年龄 ＿＿＿ 住院号 ＿＿＿ 进入路径日期 ＿＿＿年＿＿月＿＿日

时间	住院第3天 （手术日）	护士签名	住院第4~5天 （术后第2~3日，出院日）	护士签名
护理评估	□ 生命体征 □ 再次评估阳性检查结果 □ 患眼伤口评估，敷料是否清洁、干燥 □ 术眼有无疼痛		□ 生命体征 □ 评估伤口及有无并发症 □ 评估视力、眼位	
执行医嘱	□ 术眼备皮 □ 眼科术后护理常规 □ 二级护理 □ 半流质饮食 □ 监测生命体征 □ 静脉滴注抗生素		□ 眼科术后护理常规 □ 三级护理 □ 普通饮食 □ 抗生素眼水滴眼每日4次	
护理	□ 术毕手术室护士与病房护士详细交接患者，填写"手术患者护理记录单" □ 全麻术后平卧位休息 □ 全麻病人注意观察生命体征 □ 观察伤口敷料有无渗血、渗液 □ 病情观察：注意有无头痛、眼痛，如出现眼胀、眼痛、恶心、呕吐等症状，及时告知医生 □ 心理护理 □ 协助生活护理		□ 观察眼位 □ 停止各项治疗护理 □ 遵医嘱为患者办理出院手续 □ 遵医嘱发放出院带药	
健康指导	□ 嘱病人少转动眼球，以防止缝线扯脱 □ 注意眼部卫生，保持局部创口干燥，敷料包扎完好 □ 饮食指导：全麻患者6小时后进半流质或软食，多进食高蛋白、高热量、富含维生素的食物，少吃含糖高刺激性食物		□ 指导患者正确配镜 □ 遮盖疗法指导 □ 弱视训练指导 □ 指导病人及家属掌握正确滴眼药方法，详细交代用药方法、注意事项 □ 注意保护视力，不要长时间看书、看电视 □ 洗头、洗澡时，注意洗发水勿进入眼内，避免引起眼部感染 □ 预约复诊日期，如出现眼红、眼痛、视力减退等症状应立即就诊	
变异记录	□ 无　　□ 有，原因： 1. 2.		□ 无　　□ 有，原因： 1. 2.	

上睑下垂临床护理路径表单

适用对象：第一诊断为上睑下垂,行上睑下垂矫正术

患者姓名 _____ 性别 ____ 年龄 ____ 住院号 _____ 进入路径日期 ____ 年 __ 月 __ 日

时间	住院第 1 天	护士签名	住院第 2 天 （手术前 1 天）	护士签名
护理评估	□ 生命体征 □ 既往史：有无高血压、糖尿病、乙肝、丙肝、艾滋病、梅毒等 □ 专科评估：上睑下垂开始的时间、程度、是否遮盖瞳孔,视力、双眼是否对称,睑裂大小、内眦间距、有无眼球震颤、弱视,有无提上睑肌损伤,动眼神经麻痹等 □ 药物过敏史 □ 自理能力 □ 心理状况：有无自卑心理 □ 疾病知晓情况		□ 生命体征 □ 心理状况	
执行医嘱	□ 眼科护理常规 □ 三级护理 □ 普通饮食 □ 左氧氟沙星眼药水滴眼每日 4 次 □ 胸片、心电图、血常规、尿常规、生化常规、凝血四项、免疫（乙肝五项、丙肝、梅毒、HIV 抗体）		□ 冲洗泪道 □ 左氧氟沙星眼药水滴眼每日 4 次 □ 抗生素皮试、利多卡因皮试 □ 全麻患者术前禁食、水	
护理	□ 询问病史,填写入院护理评估单 □ 监测生命体征 □ 心理疏导 □ 协助生活护理 □ 指导正确滴眼药方法		□ 心理护理：为患者讲解相关知识及成功病例,减少恐惧心理 □ 冲洗结膜囊、冲洗泪道 □ 做抗生素皮试、利多卡因皮试 □ 全麻患者通知禁食、水时间	
健康指导	□ 入院介绍：病房环境、规章制度、科室主任、护士长、主管医师、责任护士,妥善保管贵重物品,戒烟,介绍病房设施及使用方法,在入院告知书上双方签名 □ 指导患者保暖、预防感冒,保证睡眠 □ 告知各项检查要求及注意事项 □ 饮食指导：清淡、无刺激饮食		□ 配合手术室访视者讲解手术室环境、麻醉方法、有关操作的目的 □ 指导病人术前稳定情绪,保证充足睡眠 □ 告知患者手术时间 □ 告知病人当日需做的手术前准备项目,取得理解配合	
变异记录	□ 无　　□ 有,原因： 1. 2.		□ 无　　□ 有,原因： 1. 2.	

上睑下垂临床护理路径表单（续表）

患者姓名 _____ 性别 ____ 年龄 ____ 住院号 _____ 进入路径日期 ____ 年 __ 月 __ 日

时间	住院第 3 天 （手术日）	护士 签名	住院第 4~5 天 （术后第 2~3 日）	护士 签名
护理评估	□ 生命体征 □ 患眼敷料是否清洁、干燥 □ 术眼有无疼痛		□ 生命体征 □ 患眼敷料是否清洁、干燥 □ 角膜暴露情况 □ 睑裂闭合状态	
执行医嘱	□ 术眼备皮 □ 眼科术后护理常规 □ 二级护理 □ 半流质饮食 □ 监测生命体征 □ 静脉滴注抗生素		□ 眼科术后护理常规 □ 二级护理 □ 普通饮食 □ 术眼涂抗菌药物眼膏	
护理	□ 全麻术后平卧位休息 □ 术毕手术室护士与病房护士详细交接患者，并填写"手术患者护理记录" □ 术眼护理：注意眼部卫生，保持局部创口干燥，敷料包扎完好 □ 病情观察：注意眼睑肿胀瘀血程度，眼睑、睑缘位置，睑裂闭合不全程度，有无头痛、眼痛，如出现眼胀、眼痛、恶心、呕吐等症状，及时告知医生 □ 做好心理护理 □ 协助生活护理		□ 监测患者生命体征变化，观察术眼：有无倒睫、暴露性角膜炎、睑缘位置、肿胀程度 □ 做好心理护理 □ 协助生活护理 □ 完成术后护理记录单	
健康指导	□ 减少眼球和头部运动，不要碰撞术眼，勿用力咳嗽、打喷嚏、用力排便 □ 保持眼部清洁，不要用手揉眼 □ 加强看护，避免意外受伤 □ 饮食指导：术后当日半流质或软食，多进食高蛋白、高热量、富含维生素的食物		□ 指导正确滴眼药水、眼药膏方法 □ 避免用力揉眼 □ 注意眼部卫生	
变异记录	□ 无　　□ 有，原因： 1. 2.		□ 无　　□ 有，原因： 1. 2.	

上睑下垂临床护理路径表单（续表）

患者姓名 ＿＿＿ 性别 ＿＿ 年龄 ＿＿ 住院号 ＿＿＿ 进入路径日期 ＿＿＿年＿月＿日

时间	住院第 6~7 天（出院日）	护士签名
护理评估	□ 生命体征 □ 角膜暴露情况 □ 睑裂宽度	
执行医嘱	□ 眼科术后护理常规 □ 三级护理 □ 普通饮食 □ 术眼涂抗菌药物眼膏 □ 出院,停止各种医嘱,整理病案	
护理	□ 停止各项治疗护理 □ 遵医嘱为患者办理出院手续 □ 遵医嘱发放出院带药	
健康指导	□ 指导病人及家属掌握正确涂抗菌药物眼膏方法 □ 注意保护视力,不要长时间看书、看电视 □ 观察切口愈合情况 术后 7~10 天拆除皮肤缝线（门诊） □ 弱视治疗 □ 预约复诊日期,留患者联系电话,以便回访	
变异记录	□ 无　　□ 有,原因: 1. 2.	

慢性泪囊炎临床护理路径表单

适用对象：第一诊断为慢性泪囊炎，行鼻腔泪囊吻合术

患者姓名 _____ 性别 _____ 年龄 _____ 住院号 _____ 进入路径日期 _____ 年 __ 月 __ 日

时间	住院第 1 天	护士签名	住院第 2 天（手术日）	护士签名
护理评估	□ 定时评估生命体征 □ 询问病史：了解病情变化、治疗经过和效果，有无沙眼、鼻窦炎、鼻息肉及泪道外伤等因素 □ 了解眼部症状体征 □ 自理能力 □ 睡眠情况 □ 心理状况		□ 眼部症状和体征 □ 疼痛情况 □ 切口情况 □ 有无并发症：出血、感染等 □ 自理能力 □ 睡眠情况 □ 心理状况	
执行医嘱	□ 眼科一般护理常规 □ 二级护理 □ 普通饮食 □ 遵医嘱给药：抗生素眼液，滴鼻剂 □ 冲洗泪道 □ 泪囊碘油造影（必要时） □ 完善常规检查		□ 眼科术后护理常规 □ 二级护理 □ 普通饮食 □ 遵医嘱给药：抗生素眼液，滴鼻剂 □ 止血药物（必要时）	
护理	□ 做好生活护理及清洁护理 □ 洗澡，更换病员服，佩戴腕带 □ 病情观察，尤其眼部症状 □ 心理护理 □ 正确滴眼药		□ 做好生活护理及清洁护理 □ 半坐卧位 □ 病情观察：术眼敷料包扎是否完好、有无渗出，鼻腔有无出血 □ 疼痛护理 □ 心理护理	
健康指导	□ 入院宣教（环境、规章制度、饮食治疗、检查、用药等） □ 对所执行的医嘱进行相应指导 □ 介绍术前、术中注意事项 □ 女性手术避开月经期 □ 卫生指导，注意保暖，预防感冒 □ 局部用药指导 □ 饮食指导		□ 对所执行的医嘱进行相应指导 □ 饮食指导 □ 卫生指导 □ 局部用药指导	
变异记录	□ 无　　□ 有，原因： 1. 2.		□ 无　　□ 有，原因： 1. 2.	

慢性泪囊炎临床护理路径表单（续表）

患者姓名 _____ 性别 _____ 年龄 _____ 住院号 _____ 进入路径日期 _____ 年 __ 月 __ 日

时间	住院第 3 天（术后第 1 天）	护士签名	住院第 4 天（术后第 2 天）	护士签名
护理评估	□ 眼部症状和体征 □ 疼痛情况 □ 切口情况，有无渗血、溢脓等 □ 有无并发症：出血、感染等 □ 自理能力 □ 睡眠情况 □ 心理状况		□ 眼部症状和体征 □ 疼痛情况 □ 切口情况 □ 有无并发症：出血、感染等 □ 自理能力 □ 睡眠情况 □ 心理状况	
执行医嘱	□ 眼科术后护理常规 □ 二级护理 □ 普通饮食 □ 遵医嘱给药：抗生素眼液，滴鼻剂 □ 止血药物（必要时） □ 泪道冲洗 □ 伤口清洁换药		□ 眼科术后护理常规 □ 二级护理 □ 普通饮食 □ 遵医嘱给药：抗生素眼液，滴鼻剂 □ 止血药物（必要时）	
护理	□ 做好生活护理及清洁护理 □ 半坐卧位 □ 病情观察：术眼敷料包扎是否完好、有无渗出，鼻腔有无出血 □ 疼痛护理 □ 心理护理		□ 做好生活护理及清洁护理 □ 半坐卧位或舒适体位 □ 病情观察：术眼敷料包扎是否完好、有无渗出，鼻腔有无出血 □ 疼痛护理 □ 心理护理	
健康指导	□ 局部用药指导 □ 对所执行的医嘱进行相应指导 □ 介绍术后注意事项 □ 饮食指导 □ 卫生指导		□ 对所执行的医嘱进行相应指导 □ 饮食指导 □ 卫生指导 □ 局部用药指导	
变异记录	□ 无　　□ 有，原因： 1. 2.		□ 无　　□ 有，原因： 1. 2.	

慢性泪囊炎临床护理路径表单（续表）

患者姓名 _____ 性别 _____ 年龄 _____ 住院号 _____ 进入路径日期 _____ 年 __ 月 __ 日

时间	住院第5天 （术后第3天）	护士 签名	住院第6~7天 （出院日）	护士 签名
护理评估	□ 定时评估生命体征 □ 病情变化，眼部症状和体征 □ 有无并发症：出血、感染等 □ 自理能力 □ 睡眠情况 □ 心理状况		□ 定时评估生命体征 □ 病情变化，眼部症状和体征 □ 自理能力 □ 睡眠情况 □ 心理状况	
执行医嘱	□ 眼科术后护理常规 □ 二级护理 □ 普通饮食 □ 遵医嘱给药		□ 眼科术后护理常规 □ 二级护理 □ 普通饮食 □ 遵医嘱给药 □ 泪道冲洗 □ 执行出院临时医嘱	
护理	□ 做好生活护理及清洁护理 □ 舒适体位 □ 心理护理 □ 做好出院相关准备		□ 停止各项治疗护理 □ 遵医嘱为患者办理出院手续 □ 遵医嘱发放出院带药	
健康指导	□ 心理疏导 □ 饮食指导 □ 局部用药指导 □ 对所执行的医嘱进行相应指导 □ 介绍术后注意事项 □ 卫生指导		□ 局部用药指导 □ 对所执行的医嘱进行相应指导 □ 饮食指导 □ 活动与休息指导 □ 卫生指导：保持伤口清洁干燥，术后半个月勿洗热水澡，如有异常及时就诊 □ 定期复查，提供咨询渠道	
变异记录	□ 无　　□ 有，原因： 1. 2.		□ 无　　□ 有，原因： 1. 2.	

慢性中耳炎临床护理路径表单

适用对象：第一诊断为慢性中耳炎，行乳突根治＋鼓室成形术

患者姓名 ＿＿＿ 性别 ＿＿＿ 年龄 ＿＿＿ 住院号 ＿＿＿ 进入路径日期 ＿＿ 年 ＿ 月 ＿ 日

时间	住院第1天	护士签名	住院第1~3天（术前日）	护士签名
护理评估	□ 定时评估生命体征 □ 病史评估：有无急性化脓性中耳炎或鼻咽部慢性疾患，机体抵抗力情况 □ 疾病分型，患者听力情况及交流能力 □ 全身症状和局部症状（分泌物性质） □ 自理能力、睡眠情况 □ 心理状况、疾病知晓程度、家庭关怀程度		□ 定时评估生命体征 □ 术前准备情况：各种检查结果是否齐全，如有异常及时通知医生 □ 有无手术禁忌 □ 自理能力 □ 睡眠情况 □ 心理状况	
执行医嘱	□ 耳鼻咽喉科一般护理常规 □ 二级护理 □ 普通饮食 □ 局部用药：洗耳、滴耳 □ 全身用药：遵医嘱用抗生素 □ 血、尿、便常规，血生化，免疫过筛八项、凝血功能、心电图、胸片 □ 颞骨CT □ 其他检查：听力学检查，中耳脓液细菌培养＋药敏，面神经功能测定等		□ 耳鼻咽喉科一般护理常规 □ 二级护理 □ 普通饮食 □ 药物过敏试验 □ 术区皮肤准备 □ 全麻患者术前禁食、水 □ 遵医嘱用药 □ 其他特殊医嘱	
护理	□ 生活护理及清洁护理，洗澡，更换病员服，佩戴腕带 □ 入院宣教（环境、规章制度、饮食治疗、检查、用药等），自我介绍，安排床位，介绍主管医生、床位护士，介绍环境、设施设备、制度、安全知识 □ 遵医嘱正确给药 □ 耳部准备：洗耳，滴耳 □ 心理护理 □ 饮食指导：鼓励进食高维生素、营养丰富的食物，忌食辛辣刺激食物 □ 用药指导 □ 上呼吸道感染及女性月经期暂缓手术		□ 生活护理及清洁护理，督促洗澡 □ 手术部位准备 □ 术前排便，更换手术衣，取下活动义齿、发夹、手表、项链、戒指、耳环等 □ 按医嘱正确给药 □ 心理护理 □ 介绍手术目的、麻醉方式、手术方式，讲解术前、术中的注意事项及配合方法 □ 解释术前禁食、禁水的目的及时间	
健康指导	□ 介绍疾病基本知识 □ 教会患者正确排除耳部分泌物及渗液 □ 卫生指导，注意保暖，戒烟、酒		□ 保证睡眠，保持心情舒畅和情绪稳定 □ 卫生指导，注意保暖，防止感冒 □ 用药指导	
变异记录	□ 无　　□ 有，原因： 1. 2.		□ 无　　□ 有，原因： 1. 2.	

慢性中耳炎临床护理路径表单（续表）

患者姓名 _____ 性别 _____ 年龄 _____ 住院号 _____ 进入路径日期 _____ 年 __ 月 __ 日

时间	住院第 2~4 天（手术日）	护士签名	住院第 3~5 天（术后第 1~3 天）	护士签名
护理评估	□ 定时评估生命体征：血压是否平稳 □ 术腔渗血情况 □ 疼痛情况：有无疼痛及疼痛的部位、性质 □ 自理能力 □ 睡眠情况 □ 心理状况 □ 有无并发症：面瘫、眩晕、突聋等		□ 定时评估生命体征：体温、血压变化 □ 术腔渗血情况 □ 有无并发症：面瘫、眩晕、突聋等 □ 疼痛情况 □ 自理能力 □ 睡眠情况 □ 心理状况	
执行医嘱	□ 耳鼻咽喉科术后护理常规，全麻按全麻术后护理常规 □ 一级护理 □ 饮食：全麻患者术后禁食水，6 小时后改半流质饮食 □ 遵医嘱使用抗菌、止血药 □ 标本送病理检查 □ 酌情心电监护 □ 酌情吸氧 □ 其他特殊医嘱		□ 耳鼻咽喉科术后护理常规 □ 一级护理／二级护理 □ 半流质饮食 □ 遵医嘱用抗菌药 □ 换药	
护理	□ 做好生活护理及清洁护理 □ 全麻 6 小时内平卧或健侧卧位，6 小时后可半坐卧位 □ 病情观察，尤其耳部症状 □ 疼痛护理 □ 遵医嘱使用抗生素 □ 生活护理 □ 心理护理 □ 对所执行的医嘱进行相应指导 □ 教会患者防止咳嗽、打喷嚏的方法		□ 做好生活护理及清洁护理 □ 半坐卧位，以卧床休息为主，注意慢起慢坐 □ 密切观察切口渗出情况，敷料是否在位 □ 疼痛护理 □ 遵医嘱使用抗生素 □ 生活护理 □ 心理护理 □ 对所执行的医嘱进行相应指导 □ 介绍缓解不适的方法	
健康指导	□ 预防感染，注意保暖，防止感冒 □ 饮食指导：保证营养，避免辛辣、硬等刺激食物 □ 保持敷料干燥，污水勿流入伤口 □ 局部用药指导		□ 饮食指导：保证营养，避免辛辣刺激食物 □ 卫生指导：叮嘱患者禁用手挖耳，不用力擤鼻、咳嗽，保持口腔清洁，正确洗耳、滴耳 □ 局部用药指导	
变异记录	□ 无　　□ 有，原因： 1. 2.		□ 无　　□ 有，原因： 1. 2.	

慢性中耳炎临床护理路径表单（续表）

患者姓名 _____ 性别 _____ 年龄 _____ 住院号 _____ 进入路径日期 _____ 年 __ 月 __ 日

时间	住院第 6~11 天 （术后 4~9 天）	护士签名	住院第 11~12 天 （出院日）	护士签名
护理评估	□ 定时评估生命体征 □ 有无并发症：面瘫、眩晕、突聋等 □ 术腔恢复情况 □ 自理能力 □ 睡眠情况 □ 心理状况		□ 定时评估生命体征 □ 术腔恢复情况 □ 自理能力 □ 睡眠情况 □ 心理状况	
执行医嘱	□ 耳鼻咽喉科术后护理常规 □ 二级护理 □ 半流食或普食 □ 遵医嘱停用抗菌药物 □ 换药 □ 其他特殊医嘱		□ 换药 □ 术后 7 天拆线 □ 遵医嘱出院带药 □ 门诊随访	
护理	□ 做好生活护理及清洁护理 □ 给予半坐卧位 □ 协助患者下床活动 □ 密切观察切口渗出情况 □ 对所执行的医嘱进行相应指导		□ 做好生活护理及清洁护理 □ 心理护理 □ 协助办理出院手续 □ 对所执行的医嘱进行相应指导 □ 术后 10~14 天取出耳道内填塞纱条	
健康指导	□ 指导增强体质，均衡营养，预防感冒，鼓励患者保持乐观情绪 □ 养成良好的生活起居习惯，避免过度劳累，戒烟酒 □ 坚持按医嘱正确用药，定期随访，术后一个月内避免重体力劳动		□ 保持外耳道清洁，淋浴或洗头时用干棉球填塞外耳道以防进水 □ 术后 1~2 个月内勿自行挖耳、游泳，避免乘坐飞机 □ 保持乐观情绪 □ 加强体育锻炼，增强体质 □ 指导出院带药的用法用量 □ 介绍门诊随访时间	
变异记录	□ 无　　□ 有，原因： 1. 2.		□ 无　　□ 有，原因： 1. 2.	

鼻息肉合并鼻窦炎临床护理路径表单

适用对象：第一诊断为鼻息肉合并鼻窦炎，行鼻内窥镜下鼻息肉摘除＋鼻窦开放术

患者姓名 ＿＿＿＿ 性别 ＿＿＿ 年龄 ＿＿＿ 住院号 ＿＿＿＿ 进入路径日期 ＿＿＿年＿月＿日

时间	住院第1天	护士签名	住院第1~3天（术前日）	护士签名
护理评估	□ 年龄、性别、对疾病认知、文化层次等 □ 病史评估：有无鼻窦炎反复发作或牙源性上颌窦炎史，有无特异性体质，分泌物有无腐臭味，有无鼻塞、头痛、嗅觉减退程度、有无视功能障碍等，全身情况：评估心脏功能，全身其他脏器有无功能异常 □ 自理能力 □ 睡眠情况 □ 心理状况、家庭关怀程度 □ 生命体征 □ 压疮、跌倒等风险评估		□ 定时评估生命体征 □ 术前准备情况、 □ 各种检查结果是否齐全，有无异常 □ 女性月经情况 □ 自理能力 □ 睡眠情况 □ 心理状况	
执行医嘱	□ 耳鼻咽喉科护理常规 □ Ⅲ级护理 □ 普通饮食 □ 抗生素滴鼻液滴鼻 □ 协助完成鼻部CT、心电图、胸片等检查 □ 次晨留取血液标本，完成血常规、凝血功能、血生化、免疫过筛八项、尿常规检查 □ 遵医嘱给药		□ 耳鼻咽喉科护理常规 □ Ⅲ级护理 □ 普通饮食 □ 抗生素滴鼻液滴鼻 □ 药物过敏试验 □ 完善各项检查，手术部位准备 □ 全麻患者术前禁食、水	
护理	□ 做好生活护理及清洁护理 □ 入院宣教（环境、规章制度、饮食、治疗、检查、用药等），自我介绍、安排床位，介绍主管医生、床位护士 □ 洗澡、更换病员服、佩戴腕带 □ 病情观察，尤其鼻部症状 □ 心理护理 □ 解释检查目的、意义、必要性 □ 介绍疾病基本知识 □ 注意保暖，预防感冒，上呼吸道感染 □ 女性经期暂缓手术		□ 做好生活护理及清洁护理 □ 手术部位准备 □ 术前排便，更换手术衣 □ 协助患者取下活动义齿、发夹、手表、项链、戒指、耳环等 □ 心理护理 □ 介绍术前准备的基本知识，告知麻醉方式、手术方式、术前禁食、水的时间 □ 指导患者学会自然用口呼吸 □ 注意保暖，防止感冒，保证睡眠	
健康指导	□ 饮食指导：告知患者戒烟酒，忌食辛辣刺激食物 □ 指导患者注意保暖，预防感冒 □ 教会患者正确擤鼻，勿挖鼻 □ 用药指导		□ 饮食指导：鼓励进食高维生素、营养丰富的食物 □ 教会患者正确擤鼻，勿挖鼻 □ 用药指导	
变异记录	□ 无　　□ 有，原因： 1. 2.		□ 无　　□ 有，原因： 1. 2.	

鼻息肉合并鼻窦炎临床护理路径表单（续表）

患者姓名 _____ 性别 ____ 年龄 ____ 住院号 _____ 进入路径日期 ____ 年 __ 月 __ 日

时间	住院第 2~4 天（手术日）	护士签名	住院第 4~6 天（术后第 1~3 天）	护士签名
护理评估	☐ 定时评估生命体征 ☐ 术腔渗血情况、鼻腔填塞物是否在位，眶周有无肿胀，视力情况 ☐ 疼痛的部位、性质 ☐ 自理能力、心理状况、睡眠情况		☐ 定时评估生命体征 ☐ 术腔渗血情况、鼻腔填塞物是否在位，眶周有无肿胀，视力情况 ☐ 疼痛的部位、性质 ☐ 自理能力、心理状况、睡眠情况	
执行医嘱	☐ 耳鼻咽喉科术后护理常规，全麻按全麻术后护理常规 ☐ 一级护理或二级护理 ☐ 饮食（普食/糖尿病饮食/其他），全麻患者术后禁食水 6 小时后改流质饮食 ☐ 遵医嘱用药 ☐ 必要时心电监护、氧气吸入		☐ 耳鼻咽喉科术后护理常规 ☐ 二级护理 ☐ 饮食（普食/糖尿病饮食/其他） ☐ 换药 ☐ 遵医嘱酌情停止血药 ☐ 取出鼻腔填塞物 ☐ 需脱敏治疗的患者按期接受治疗	
护理	☐ 做好生活护理及清洁护理 ☐ 全麻患者去枕平卧 6 小时后半卧位、局麻患者半卧位休息 ☐ 使用心电监护仪监测生命体征 ☐ 密切观察切口渗血，有无咽部异物感 ☐ 术后 24 小时内鼻部冰敷，以减少出血 ☐ 口唇干裂者予清水湿润和石蜡油涂抹 ☐ 教会患者深呼吸或舌尖抵住上腭的方法阻止打喷嚏 ☐ 疼痛护理、心理护理 ☐ 鼻腔滴药、鼻腔冲洗 ☐ 讲解半坐卧位的目的 ☐ 嘱患者口腔内如有血液不要咽下，要轻轻吐出，以便观察出血量并防止血液进入胃内引起不适 ☐ 注意保暖，预防感冒 ☐ 饮食指导：局麻术后 2 小时、全麻术后 6 小时后可进清淡温凉流质或半流质饮食，可少量多餐，保证营养，避免辛辣刺激食物		☐ 做好生活护理及清洁护理 ☐ 半卧位休息，协助患者下床活动 ☐ 监测生命体征，密切观察切口渗出情况 ☐ 疼痛护理、心理护理 ☐ 鼻腔滴药、鼻腔冲洗 ☐ 对所执行的医嘱进行相应指导 ☐ 教会患者正确的滴药方法、次数剂量 ☐ 教会患者鼻腔冲洗的方法，告知鼻腔用药体位的重要性 ☐ 保持病室整洁，有过敏史者，告知不能摆放鲜花 ☐ 叮嘱患者不用力擤鼻，禁用手挖鼻，严禁棉签、纸张等掏鼻	
健康指导	☐ 保护鼻部不受外力、物品碰撞以免加重疼痛 ☐ 教会患者避免用力打喷嚏的三种方法：舌尖抵上颚、深呼吸、指压人中 ☐ 餐前、后漱口或咀嚼口香糖预防口腔异味		☐ 洁面时注意保护鼻部避免碰撞 ☐ 避免自行抽取鼻腔纱条 ☐ 减少探视，预防上呼吸道感染 ☐ 加强营养，进清淡易消化高蛋白、高维生素食物避免辛辣刺激性食物	
变异记录	☐ 无　　☐ 有，原因： 1. 2.		☐ 无　　☐ 有，原因： 1. 2.	

鼻息肉合并鼻窦炎临床护理路径表单（续表）

患者姓名 _____ 性别 _____ 年龄 _____ 住院号 _____ 进入路径日期 _____ 年 __ 月 __ 日

时间	住院第7~10天（出院日）	护士签名
护理评估	□ 定时评估生命体征 □ 术腔恢复情况 □ 鼻塞、头痛情况 □ 自理能力 □ 睡眠情况 □ 心理状况	
执行医嘱	□ 耳鼻咽喉科术后护理常规 □ 二级护理 □ 普通饮食 □ 换药 □ 鼻腔滴药 □ 鼻腔冲洗 □ 心理护理 □ 遵医嘱出院带药	
护理	□ 做好生活护理及清洁护理 □ 半卧位休息，协助患者下床活动 □ 观察切口情况 □ 教会患者鼻腔冲洗的方法 □ 心理护理 □ 协助患者办理出院手续 □ 向病人说明预防本病的重要性，增强体质，均衡营养，预防感冒，保持乐观情绪 □ 积极治疗贫血和糖尿病，及时治疗鼻部和咽部以及口腔的各种疾病 □ 注意改善生活和工作环境，保持清洁和通风 □ 养成良好的生活起居习惯，避免过度劳累，戒烟酒 □ 坚持药物治疗3~6周，按医嘱正确用药，冲洗鼻腔，教会患者鼻腔冲洗的方法 □ 定期随访，术后一个月内避免重体力劳动 □ 变应原筛查阳性者告知按时进行脱敏治疗的重要性 □ 告知鼻窦炎术后恢复是个漫长的过程，嘱病人出院后继续使用复方薄荷油滴鼻，润滑鼻腔减少痂皮	
健康指导	□ 预防感冒 □ 坚持体育锻炼，增加机体抵抗力，防止过度劳累 □ 掌握正确的擤鼻方法（用食指按压单侧鼻孔轻轻擤鼻或先吸入口腔再将其吐出） □ 注意保护鼻部避免外伤 □ 养成良好的卫生习惯，禁忌手指挖鼻 □ 出现鼻腔出血、头痛等异常情况及时就医	
变异记录	□ 无　　□ 有，原因： 1. 2.	

鼻中隔偏曲临床护理路径表单

适用对象：第一诊断为鼻中隔偏曲，行鼻中隔偏曲矫正术

患者姓名＿＿＿ 性别＿＿ 年龄＿＿ 住院号＿＿＿ 进入路径日期＿＿年＿月＿日

时间	住院第1天	护士签名	住院第2天（手术前1天）	护士签名
护理评估	□ 评估病人的年龄、性别、对疾病的认知程度、文化层次等 □ 病史评估：患者有无外伤史及鼻腔其他疾病，鼻塞程度；头痛的部位及性质；有无鼻出血、打喷嚏及流鼻涕等症状；全身情况：心脏功能，全身其他脏器有无异常 □ 自理能力 □ 睡眠情况 □ 心理状况、家庭关怀程度 □ 对疾病的认知状况、 □ 压疮、跌倒等风险评估 □ 生命体征评估		□ 评估生命体征、排泄情况、女病人月经情况 □ 术前各项化验值和影像学检查有无异常情况 □ 术前准备内容了解情况及患者的配合程度 □ 睡眠和休息状况 □ 心理状况	
执行医嘱	□ 耳鼻咽喉科护理常规 □ 三级护理 □ 普通饮食 □ 协助完成鼻部CT、心电图、胸片等检查 □ 次日晨留取血液标本，完成血常规、凝血功能、血生化、免疫过筛八项、尿常规检查 □ 遵医嘱给药		□ 耳鼻咽喉科护理常规 □ 三级护理 □ 普通饮食 □ 遵医嘱给药 □ 麻醉药品皮试 □ 抗生素类药品皮试 □ 鼻腔备皮，男病人剃胡须 □ 备术中用药 □ 禁食、水	
护理	□ 和患者进行沟通，填写入院评估表 □ 监测生命体征 □ 入院介绍：病房环境、规章制度、科室主任、护士长、主管医师、责任护士，嘱妥善保管贵重物品，介绍病房设施及用法 □ 做好卫生处置，女患者询问月经史 □ 心理护理，消除患者恐惧，稳定患者情绪 □ 合理饮食，忌食辛辣刺激性食物 □ 夜间巡视，观察有无鼻塞、头痛、鼻出血等		□ 做好心理护理，消除患者恐惧，稳定患者情绪 □ 告知患者手术时间 □ 全麻者24:00后禁饮食、水，讲解禁饮食意义，局麻者术晨可少量进食 □ 配合手术室访视者讲解手术室环境、麻醉方法、手术方式和注意事项，解除顾虑，取得合作 □ 告知患者术后鼻腔填塞后的不适，使患者增强对不舒适感的耐受性	
健康指导	□ 指导患者注意保暖，预防感冒 □ 指导患者戒烟戒酒 □ 教会患者正确擤鼻，勿挖鼻		□ 指导患者适时增减衣服，预防感冒 □ 夜间保证充足睡眠 □ 练习张口呼吸	
变异记录	□ 无　　□ 有，原因 1. 2.		□ 无　　□ 有，原因 1. 2.	

鼻中隔偏曲临床护理路径表单（续表）

患者姓名 _____ 性别 _____ 年龄 _____ 住院号 _____ 进入路径日期 _____ 年 __ 月 __ 日

时间	住院第 3 天 （手术日）	护士 签名	住院第 4 天 （术后第 1 天）	护士 签名
护理评估	□ 定时评估生命体征如体温、脉搏、呼吸,尤其是血压是否平稳 □ 全麻患者确认病人是否清醒,指导病人活动肢体判断肌张力 □ 伤口观察及护理 □ 观察鼻腔有无出血情况 □ 饮食情况		□ 评估生命体征 □ 评估患者活动情况 □ 疼痛情况 □ 切口情况 □ 饮食及排泄情况 □ 自理能力 □ 睡眠情况 □ 心理状况	
执行医嘱	□ 执行耳鼻咽喉科术后护理常规 □ 白眉蛇毒血凝酶 1 至 2 个单位术前 30 分钟肌内注射 □ 一级护理 □ 全麻术后 6 小时可进流质饮食 □ 监测生命体征 □ 抗生素药物治疗		□ 耳鼻咽喉头颈外科术后护理常规 □ 二级护理 □ 半流质饮食 □ 抗生素药物治疗	
护理	□ 术毕手术室护士与病房护士详细交接患者并填写"手术患者围手术期护理记录" □ 观察伤口出血情况以及鼻腔分泌物性状、颜色、量,有异常及时通知医生 □ 术后局部冷敷,减轻出血和疼痛 □ 局麻术后 2 h,全麻术后 6 h 进食温凉流质或半流质饮食 □ 全麻后 6 h 给予半卧位,利于呼吸和鼻腔分泌物引流 □ 保持口腔清洁无异味,因鼻腔填塞张口呼吸,导致口咽干燥,嘱多饮水。必要时用湿纱布覆盖口部,口唇干裂者可涂抹液体石蜡或润唇膏 □ 避免填塞物脱出,不要用力咳嗽或打喷嚏、勿自行拔出,告知其重要性 □ 心理护理		□ 观察鼻腔有无渗血、填塞纱条有无脱落,有无头痛、溢泪等填塞后的伴随症状并采取措施 □ 对所执行的医嘱进行相应指导 □ 指导正确使用薄荷油滴鼻,教会滴药方法、次数、剂量 □ 观察静脉置管处有无渗出 □ 半卧位为主,适当床边活动以减轻头面部肿胀 □ 疼痛护理,如冰袋冷敷,必要时给予止痛药应用,并观察用药后效果 □ 指导患者学会自然用口呼吸 □ 心理护理 □ 观察患者睡眠情况	
健康指导	□ 保护鼻部不受外力、物品碰撞以免加重疼痛 □ 教会患者避免用力打喷嚏的三种方法:舌尖抵上颚、深呼吸、指压人中 □ 餐前、餐后漱口或咀嚼口香糖,预防口腔异味		□ 洁面时注意保护鼻部避免碰撞 □ 避免自行抽取鼻腔纱条 □ 减少探视,预防上呼吸道感染 □ 加强营养,进清淡易消化高蛋白、高维生素食物,避免辛辣刺激性食物	
变异记录	□ 无　　□ 有,原因 1. 2.		□ 无　　□ 有,原因 1. 2.	

鼻中隔偏曲临床护理路径表单（续表）

患者姓名 ＿＿＿ 性别 ＿＿ 年龄 ＿＿ 住院号 ＿＿＿ 进入路径日期 ＿＿ 年 ＿ 月 ＿ 日

时间	住院第5天（今日出院）	护士签名
护理评估	□ 评估生命体征 □ 切口情况 □ 有无并发症 □ 饮食及排泄情况 □ 自理能力 □ 睡眠情况 □ 心理状况 □ 出院相关知识掌握情况	
执行医嘱	□ 停止各种医嘱,整理病案 □ 遵医嘱为患者办理出院手续 □ 向患者送爱心联系卡 □ 留患者联系电话,以便回访 □ 执行出院临时医嘱	
护理	□ 告知出院流程 □ 协助办理出院手续 □ 清点床单位及用物 □ 完善终末处理	
健康指导	□ 预防感冒 □ 坚持体育锻炼,增加机体抵抗力,防止过度劳累 □ 掌握正确的擤鼻方法(用食指按压单侧鼻孔轻轻擤鼻,或先吸入口腔再将其吐出) □ 注意保护鼻部避免外伤 □ 养成良好的卫生习惯,禁忌手指挖鼻 □ 出现鼻腔出血、头痛等异常情况及时就医	
变异记录	□ 无　　□ 有,原因 1. 2.	

腺样体肥大临床护理路径表单

适用对象：第一诊断为腺样体肥大，行腺样体切除术

患者姓名 _____ 性别 _____ 年龄 _____ 住院号 _____ 进入路径日期 ____ 年 __ 月 __ 日

时间	住院第1天	护士签名	住院第2天（手术前1天）	护士签名
护理评估	□一般情况：生命体征、饮食、既往病史、营养状况、药物过敏史、自理能力 □病史评估：有无听力下降、耳鸣等耳部症状；鼻塞、流鼻涕、说话有无闭塞性鼻音，睡眠时发出鼾声等鼻部症状；上颌骨变长、腭骨高拱、牙齿不齐、唇厚、缺发表情等腺样体面容；营养不良、反应迟钝、注意力不集中、夜惊、磨牙、遗尿等全身症状 □心理状况、社会支持状况 □睡眠情况 □压疮、跌倒等风险评估		□评估生命体征、排泄情况 □术前各项化验值和影像学检查异常情况 □术前准备内容了解情况及配合程度 □睡眠和休息状况 □心理状况	
执行医嘱	□执行耳鼻咽喉科护理常规 □三级护理 □普通饮食 □协助完成鼻咽部CT、心电图、胸片等检查 □次晨留取血液标本、完成血常规、凝血功能、血生化、免疫过筛、尿常规检查 □遵医嘱给药、吸氧		□耳鼻咽喉科护理常规 □三级护理 □普食 □麻醉药品皮试 □抗生素类药品皮试 □鼻腔备皮 □备术中用药 □午夜后禁食、水	
护理	□和患者进行沟通填写入院评估表 □监测生命体征 □介绍环境、医护人员等。告知规章制度，妥善保管贵重物品，介绍病房设施及用法 □卫生处置：修剪指甲，10岁以上女性患者询问月经史、指导/协助清洁，更换病员服 □佩戴腕带 □做好心理护理，消除患者恐惧，稳定患者情绪 □夜间巡视患者观察睡眠情况		□做好心理护理，消除患者恐惧，稳定患者情绪 □告知患者手术时间 □24:00后禁饮食、水 □配合手术室访视者讲解手术室环境、麻醉方法、有关操作的目的 □备手术衣 □核查手术部位标记 □检查、核对患者身份确认标识	
健康指导	□指导患者注意保暖，适当增减衣服 □正确洗手，玩具、物品应定期消毒，防止交叉感染 □加强营养鼓励进食		□指导患者注意保暖，预防感冒 □保持口腔清洁指导早晚刷牙，餐后漱口 □加强手术部位清洁，完成沐浴	
变异记录	□无　　□有,原因 1. 2.		□无　　□有,原因 1. 2.	

腺样体肥大临床护理路径表单（续表）

患者姓名 _____ 性别 ____ 年龄 ____ 住院号 _____ 进入路径日期 ____ 年 __ 月 __ 日

时间	住院第 3 天（手术日）	护士签名	住院第 4 天（术后第 1 天）	护士签名
护理评估	□ 定时评估生命体征及排泄情况 □ 评估术前抗生素及病历资料准备情况 □ 术后返回评估生命体征、意识状态、输液、皮肤情况 □ 麻醉方式及恢复情况 □ 术中出血量 □ 鼻腔有无出血等异常情况 □ 疼痛情况 □ 睡眠情况 □ 压疮、跌倒、坠床等风险评估		□ 评估生命体征 □ 评估患者活动情况 □ 疼痛情况 □ 口腔、鼻腔渗血情况 □ 饮食及排泄情况 □ 自理能力 □ 睡眠情况 □ 心理状况	
执行医嘱	□ 执行耳鼻咽喉科术后护理常规 □ 一级护理 □ 禁食 6 小时后半流质饮食 □ 邦停 / 巴曲亭 1~2 单位，术前 30 分钟肌内注射 □ 监测生命体征 □ 抗生素药物治疗		□ 执行耳鼻咽喉科术后护理常规 □ 二级护理 □ 半流质饮食 □ 遵医嘱给药	
护理	□ 术毕手术室护士与病房护士详细交接患者并填写"手术患者围手术期护理记录" □ 观察口鼻腔有无出血情况及有无频繁的吞咽动作 □ 保持呼吸道通畅及时清理口腔、鼻腔分泌物 □ 指导正确体位：全麻术后去枕平卧 6 小时头偏向一侧，使口腔鼻腔分泌物自行流出防止误吸 □ 饮食指导：全麻清醒 6 小时无恶心、呕吐者可进温凉食物，进食时采用半卧位或坐位，避免食物呛入鼻腔污染伤口 □ 观察患者睡眠情况		□ 观察伤口有无出血 □ 指导正确鼻腔用药 □ 根据病情，取半卧位或下床活动 □ 观察静脉置管处有无渗出 □ 观察用药后反应 □ 疼痛护理，必要时遵医嘱给予止痛药物应用 □ 给予口腔护理或漱口液漱口，保持口腔清洁卫生	
健康指导	□ 术后安静休息，避免哭闹 □ 创造适宜休息环境 □ 预防上呼吸道感染，注意保暖，减少探视		□ 加强营养，合理饮食避免刺激性食物 □ 避免用力擤鼻涕 □ 注意保暖避免感冒	
变异记录	□ 无　　□ 有，原因 1. 2.		□ 无　　□ 有，原因 1. 2.	

慢性扁桃体炎临床护理路径表单

适用对象：第一诊断为慢性扁桃体炎，行扁桃体切除术

患者姓名 ＿＿＿＿ 性别 ＿＿＿ 年龄 ＿＿＿ 住院号 ＿＿＿＿ 进入路径日期 ＿＿＿年 ＿＿月 ＿＿日

时间	住院第 1 天	护士签名	住院第 2 天（手术前 1 天）	护士签名
护理评估	□ 生命体征评估 □ 既往史，如高血压、糖尿病等 □ 手术史，尤其是咽喉部手术 □ 药物及食物过敏史 □ 烟酒史 □ 佩戴腕带		□ 生命体征评估 □ 心理状况	
执行医嘱	□ 执行耳鼻咽喉科护理常规 □ 三级护理 □ 普通饮食 □ 胸透、心电图、血常规、尿常规、大便常规、肝、肾功能，电解质，血凝四项、HBsAg、HIV 筛查		□ 协助患者完善术前检查，查看各项检查结果 □ 青霉素皮试，利多卡因皮试 □ 遵医嘱用药 □ 备皮	
护理	□ 和患者进行沟通填写入院评估表 □ 监测生命体征 □ 入院介绍：病房环境、规章制度、科室主任、护士长、主管医师、责任护士，嘱患者贵重物品妥善保管，禁止在病房吸烟，签订双向承诺书，介绍病房设施及使用方法，老人、小孩注意防跌倒、坠床 □ 做好卫生处置：修剪指（趾）甲，更换病员服，对女患者询问月经史 □ 做好心理护理，消除患者恐惧，稳定患者情绪		□ 做好心理护理，消除患者恐惧，稳定患者情绪 □ 告知患者手术时间 □ 24:00 后禁饮食，讲解禁食、水的意义 □ 配合手术室访视者讲解手术室环境、麻醉方法、有关操作的目的 □ 保持口腔清洁	
健康指导	□ 指导患者注意保暖，预防感冒，合理睡眠 □ 夜间巡视患者睡眠情况 □ 指导戒烟、戒酒		□ 指导患者注意保暖，预防感冒，合理睡眠 □ 夜间巡视患者睡眠情况	
变异记录	□ 无　　□ 有，原因 1. 2.		□ 无　　□ 有，原因 1. 2.	

慢性扁桃体炎临床护理路径表单（续表）

患者姓名 _____ 性别 _____ 年龄 _____ 住院号 _____ 进入路径日期 ___ 年 __ 月 __ 日

时间	住院第 3 天 （手术日）	护士 签名	住院第 4 天 （术后第 1 天）	护士 签名
护理评估	☐ 血压监测每小时一次 / 每 2 小时一次 / 　每 3 小时一次 ☐ 伤口疼痛指数 ≤ 4（0~10 分） ☐ 确认病人是否清醒，叫醒病人并请病 　人移动肢体		☐ 血压监测 3 次 / 日 ☐ 伤口疼痛指数（0~10 分） ☐ 进食情况	
执行医嘱	☐ 苯巴比妥钠 0.1 g，阿托品 0.5 mg，术 　前 30 分钟肌内注射 ☐ 术前排空膀胱 ☐ 执行耳鼻咽喉科术后护理常规 ☐ 一级护理 ☐ 冷流质饮食 ☐ 监测生命体征 ☐ 抗生素药物治疗 ☐ 间断冷敷		☐ 耳鼻咽喉科术后护理常规 ☐ 二级护理 ☐ 流质饮食	
护理	☐ 术毕手术室护士与病房护士详细交接 　患者并填写"手术患者围手术期护理 　记录" ☐ 观察有无术后出血情况，观察有无频 　繁吞咽动作 ☐ 术后局部间断冷敷，如口含冰块 ☐ 保持口腔清洁，第 2 日漱口，勤漱口， 　多饮水 ☐ 术后安静休息少说话，24 小时后多说话 ☐ 严格按照饮食指导进食：全麻清醒 　6 小时，扁桃体切除术患者 2~4 小时 　后进温凉无渣流食。第 2 日可进半 　流食，2 周内进软食 ☐ 术区白膜勿随意撕拉，术后 4 小时白 　膜生长，观察其生长情况 ☐ 观察患者睡眠情况 ☐ 观察患者疼痛情况		☐ 观察伤口有无渗血 ☐ 告知患者保持口腔清洁卫生 ☐ 指导患者多饮、多食、多语、多伸舌 ☐ 观察术区白膜生长情况	
健康指导	☐ 指导患者注意保暖，适当增减衣服 ☐ 正确洗手，玩具、物品应定期消毒，防 　止交叉感染 ☐ 加强营养鼓励进食		☐ 指导患者注意保暖，预防感冒 ☐ 保持口腔清洁指导早晚刷牙，餐后 　漱口 ☐ 加强手术部位清洁，完成沐浴	
变异记录	☐ 无　　☐ 有，原因 1. 2.		☐ 无　　☐ 有，原因 1. 2.	

慢性扁桃体炎临床护理路径表单（续表）

患者姓名 _____ 性别 ____ 年龄 ____ 住院号 _____ 进入路径日期 ____ 年 __ 月 __ 日

时间	住院第 5 天（今日出院）	护士签名
护理评估	□ 生命体征评估 □ 伤口疼痛指数（0~10 分）	
执行医嘱	□ 停止各种医嘱,整理病案 □ 遵医嘱为患者办理出院手续 □ 交代出院后注意事项留患者联系电话,以便回访	
护理	□ 坚持体育锻炼,增加机体抵抗力,预防感冒 □ 保持个人卫生,每日开窗通风,保持室内空气新鲜 □ 出院 1 周后复查 □ 告知患者勿剧烈运动或大声叫喊,防止白膜过早脱落造成出血	
健康指导	□ 加强营养,合理饮食避免刺激性食物,告知患者两周后正常饮食 □ 避免用力擤鼻涕,注意保暖避免感冒 □ 出院后 2 周内责任护士电话回访,解答患者提出的问题,健康指导	
变异记录	□ 无　　□ 有,原因 1. 2.	

鼾症临床护理路径表单

适用对象：第一诊断为鼾症，行韩德民－悬雍垂腭咽成形术

患者姓名 ＿＿＿ 性别 ＿＿＿ 年龄 ＿＿＿ 住院号 ＿＿＿ 进入路径日期 ＿＿＿ 年 ＿ 月 ＿ 日

时间	住院第 1 天 （入院日）	护士 签名	住院第 2~3 天 （术前 1 天）	护士 签名
护理评估	□ 一般情况：生命体征、饮食、既往病史、营养状况、药物过敏史、自理能力 □ 专科评估：有无鼾声呼吸及呼吸暂停及血氧情况、有无发热、有无并发症 □ 心理状况、社会支持状况 □ 睡眠情况 □ 经济状况		□ 睡眠情况、血氧状况 □ 心理状况 □ 各项检查完成情况	
执行医嘱	□ 耳鼻咽喉科护理常规 □ 指导完成胸部 X 线、心电图、感染性疾病筛查 □ 留取血液标本，完成血常规、凝血功能、血生化等常规检查		□ 耳鼻咽喉科护理常规 □ 三级护理 □ 普食 □ 遵医嘱给药、抗生素皮试	
护理	□ 介绍环境、医护人员等，告知住院规章制度，妥善保管贵重物品，介绍病房设施及使用方法 □ 佩戴腕带 □ 指导／协助清洁，更换病员服 □ 心理护理 □ 对所执行的医嘱进行相应指导 □ 注意睡眠姿势，侧卧或头偏向一侧		□ 介绍术前准备内容、目的 □ 介绍麻醉方式 □ 介绍术前禁食禁水时间 □ 术前备皮、沐浴、更衣 □ 告知患者保证充足睡眠 □ 对所执行的医嘱进行相应指导	
健康指导	□ 忌辛辣、刺激性食物 □ 防止受凉		□ 指导正确排痰方法 □ 床上排便指导 □ 防止受凉	
变异记录	□ 无 □ 有，原因 1. 2.		□ 无 □ 有，原因 1. 2.	

鼾症临床护理路径表单（续表）

患者姓名 _____ 性别 _____ 年龄 _____ 住院号 _____ 进入路径日期 ____年__月__日

时间	住院第 3~4 天 （手术日）	护士 签名	住院第 4~10 天 （术后 1 天至出院）	护士 签名
护理评估	□ 生命体征 □ 心理状况 □ 了解麻醉及术中情况 □ 术后评估患者情况：神志，生命体征、呼吸、血氧、伤口渗血情况、有无窒息征象、导尿管情况 □ 睡眠情况		□ 切口疼痛情况 □ 活动情况 □ 饮食情况 □ 排尿情况 □ 自理能力 □ 睡眠呼吸情况 □ 心理状况 □ 病情观察：有无发热、头痛、恶心、呕吐现象、伤口渗血情况	
执行医嘱	□ 耳鼻咽喉科术后护理常规 □ 一级护理 □ 暂禁食或禁食 6 小时后予流质 □ 遵医嘱给药		□ 耳鼻咽喉科术后护理常规 □ 二级护理 □ 半流质或软食 □ 遵医嘱给药	
护理	□ 做好生活护理及清洁护理 □ 嘱有出血勿下咽 □ 卧床休息 □ 疼痛护理 □ 心理护理 □ 对所执行的医嘱进行相应指导		□ 做好生活护理及清洁护理 □ 保持口腔清洁 □ 饮食护理 □ 心理护理 □ 卧床休息	
健康指导	□ 正常发音，避免大声咳嗽及喊叫 □ 饮食指导 □ 不能下床者指导床上使用便器方法 □ 起床宜慢，嘱咐卧床休息		□ 对所执行的医嘱进行相应指导 □ 饮食指导 □ 避免感冒 □ 近期避免剧烈活动	
变异记录	□ 无　　□ 有,原因 1. 2.		□ 无　　□ 有,原因 1. 2.	

唇裂临床护理路径表单

适用对象：第一诊断为唇裂行唇裂修复术

患者姓名 _____ 性别 ____ 年龄 ____ 住院号 _____ 进入路径日期 ____ 年 __ 月 __ 日

时间	住院第 1 天	护士签名	住院第 2 天（手术前 1 天）	护士签名
护理评估	□ 一般情况：生命体征、饮食、睡眠、营养状况、自理能力 □ 唇裂部位及程度、口腔黏膜 □ 有无呼吸道感染性疾病 □ 患儿及其父母的心理状况		□ 一般情况 □ 口腔黏膜 □ 有无呼吸道感染性疾病 □ 患儿及其父母的心理状况	
执行医嘱	□ 口腔科护理常规 □ 二级护理 □ 普通饮食 □ 胸透、心电图、血常规及凝血时间、尿常规、大便常规、免疫八项筛查		□ 口腔科护理常规 □ 二级护理 □ 普通饮食 □ 遵医嘱完善术前准备 □ 备皮	
护理	□ 和患者家属沟通,填写入院评估表 □ 监测生命体征 □ 入院介绍：病房环境、规章制度、科室主任、护士长、主管医师、责任护士嘱患者贵重物品妥善保管,禁止在病房吸烟,签订双向承诺书,介绍病房设施及使用方法 □ 做好卫生处置：修剪指（趾）甲,更换病员服 □ 心理指导：患者大多为小儿,心理主要表现为对白衣的恐惧,可以对其进行安慰;同患儿做游戏,增加亲近感,便于治疗、护理工作的进行 □ 夜间巡视患者睡眠情况		□ 告知患者或家属手术时间 □ 监测生命体征 □ 注意避免感冒和上呼吸道感染 □ 术前禁食 6 h,禁水 4 h,讲解禁饮食的意义 □ 配合手术室访视者讲解手术室环境、麻醉方法、有关操作的目的 □ 夜间巡视患者睡眠情况	
健康指导	□ 指导患者注意保暖,预防感冒,合理睡眠 □ 饮食指导：汤匙喂养,禁用吸管及奶嘴 □ 注意口腔卫生,保持口唇周围皮肤清洁,防止破损		□ 保持口腔卫生 □ 注意休息,合理睡眠	
变异记录	□ 无　　□ 有,原因： 1. 2.		□ 无　　□ 有,原因： 1. 2.	

唇裂临床护理路径表单（续表）

患者姓名 _____ 性别 _____ 年龄 _____ 住院号 _____ 进入路径日期 _____ 年 __ 月 __ 日

时间	住院第3天 （手术当日）	护士签名	住院第4天 （手术后第1天）	护士签名
护理评估	□ 定时评估生命体征 □ 唇部伤口出血情况 □ 麻醉恢复情况 □ 睡眠情况		□ 定时评估生命体征 □ 唇部伤口渗出情况 □ 进食情况 □ 睡眠情况 □ 口腔卫生	
执行医嘱	□ 术前半小时肌内注射术前针,排空膀胱 □ 术后执行口腔科护理常规 □ 一级护理 □ 执行术后医嘱 □ 禁食		□ 口腔科术后护理常规 □ 一级护理 □ 执行术后医嘱 □ 流质饮食	
护理	□ 术毕手术室与病房护士详细交接患者,并填写"手术患者围手术期护理记录" □ 氧气吸入 □ 患者全麻未醒去枕平卧头偏向一侧,肩部垫高,清醒后6小时可以枕枕头 □ 全麻24小时内卧床休息,婴幼儿尽量避免吸吮动作 □ 观察伤口出血情况,指导患儿勿咽下口内分泌物		□ 给患者氧气吸入 □ 观察伤口情况,用生理盐水或75%的乙醇棉签擦伤口,保持伤口清洁干燥	
健康指导	□ 饮食指导:全麻清醒后6小时可以进流质饮食,婴幼儿用汤匙喂养 □ 进食时勿污染伤口缝线 □ 严禁大哭大闹,否则可导致出血和创面裂开 □ 保持口腔清洁干燥,预防伤口感染		□ 指导家属给流质饮食,用汤匙喂养,如水、米汤、牛奶 □ 预防感冒 □ 保持口腔清洁	
变异记录	□ 无　　□ 有,原因: 1. 2.		□ 无　　□ 有,原因: 1. 2.	

唇裂临床护理路径表单（续表）

患者姓名 _____ 性别 _____ 年龄 _____ 住院号 _____ 进入路径日期 _____ 年 __ 月 __ 日

时间	住院第 5~10 天 （手术后 2~7 天）	护士 签名	住院第 11 天 （今日出院）	护士 签名
护理评估	□ 定时评估生命体征 □ 唇部伤口 □ 进食情况 □ 睡眠情况 □ 口腔卫生		□ 生命体征 □ 口腔卫生 □ 切口愈合情况	
执行医嘱	□ 执行口腔科术后护理常规 □ 一级护理 □ 执行术后医嘱 □ 流质饮食		□ 停止各种医嘱，整理病案 □ 遵医嘱为患者办理出院手续 □ 执行出院临时医嘱	
护理	□ 给患者氧气吸入 □ 观察伤口情况，保持伤口清洁干燥 □ 术后 5~7 天伤口拆线		□ 整理床单元，做终末处理	
健康指导	□ 术后 3 天改为半流质饮食，不可张大口咬食物，以防伤口裂开 □ 注意保暖，避免受凉 □ 伤口拆线后，注意局部保护，防止摔跤和撞伤引起伤口裂开 □ 一般拆线后 6~10 天可开始吮食 □ 保持口腔清洁		□ 指导患者出院后继续应用药物治疗，并告知用药时的注意事项 □ 保持口腔清洁 □ 术后如出现唇裂继发畸形，需再次做修补手术 □ 不可自行突然停药、改药及增减药量 □ 出院 2 周内责任护士电话回访，解答患者家属提出的问题，健康指导	
变异记录	□无　　□有，原因： 1. 2.		□无　　□有，原因： 1. 2.	

腭裂临床护理路径表单

适用对象：第一诊断为腭裂行腭裂修复术

患者姓名＿＿＿＿　性别＿＿＿　年龄＿＿＿　住院号＿＿＿＿　进入路径日期＿＿＿年＿＿月＿＿日

时间	住院第 1 天	护士签名	住院第 2 天（手术前 1 天）	护士签名
护理评估	□ 一般情况：生命体征、饮食、睡眠、营养状况、自理能力 □ 腭裂程度及口腔黏膜 □ 有无呼吸道感染性疾病 □ 患儿及其父母的心理状况		□ 一般情况 □ 口腔黏膜 □ 有无呼吸道感染性疾病 □ 患儿及其父母的心理状况	
执行医嘱	□ 执行口腔科护理常规 □ 二级护理 □ 普通饮食 □ 胸片、心电图、血常规及凝血时间、尿常规、大便常规、免疫八项		□ 执行口腔科护理常规 □ 二级护理 □ 普通饮食 □ 遵医嘱完善术前准备	
护理	□ 和患者家属沟通，填写入院评估表 □ 监测生命体征 □ 入院介绍：病房环境、规章制度、科室主任、护士长、主管医师、责任护士嘱患者贵重物品妥善保管，禁止在病房吸烟，签订双向承诺书，介绍病房设施及使用方法 □ 做好卫生处置：修剪指（趾）甲，戴腕带，更换病员服 □ 心理指导：患者大多为小儿，心理主要表现为对白衣的恐惧，可以对其进行安慰；同患儿做游戏，增加亲近感，便于治疗、护理工作的进行		□ 告知患者或家属手术时间 □ 监测生命体征 □ 做麻醉药及抗生素药物皮试 □ 术前禁食 6 小时，禁水 4 小时，讲解禁饮食的意义 □ 夜间巡视患者睡眠情况 □ 手术晨换上干净的病员服	
健康指导	□ 饮食指导：增加营养，进食富含高蛋白、高热量、高维生素饮食 □ 指导患者注意保暖，预防感冒，合理睡眠 □ 告知家属术前检查项目及目的、方法及注意事项 □ 夜间巡视患者睡眠情况		□ 注意避免感冒和上呼吸道感染 □ 配合手术室访视者讲解手术室环境、麻醉方法、有关操作的目的 □ 训练漱口，保持口腔卫生清洁 □ 注意休息，合理睡眠	
变异记录	□ 无　　□ 有，原因： 1. 2.		□ 无　　□ 有，原因： 1. 2.	

腭裂临床护理路径表单（续表）

患者姓名 _____ 性别 _____ 年龄 _____ 住院号 _____ 进入路径日期 _____ 年 __ 月 __ 日

时间	住院第3天 （手术日）	护士 签名	住院第4天 （手术后第1天）	护士 签名
护理评估	□ 定时评估生命体征 □ 腭部伤口出血情况及填塞纱条情况 □ 麻醉恢复情况 □ 睡眠情况		□ 定时评估生命体征 □ 腭部伤口渗出及填塞纱条情况 □ 进食情况 □ 睡眠情况 □ 口腔卫生	
执行医嘱	□ 术前半小时肌内注射术前针,排空膀胱 □ 术后执行口腔科护理常规 □ 一级护理 □ 执行术后医嘱 □ 禁食6h改流质饮食		□ 执行口腔科术后护理常规 □ 一级护理 □ 执行术后医嘱 □ 流质饮食	
护理	□ 术毕手术室与病房护士详细交接患者,并填写"手术患者围手术期护理记录" □ 氧气吸入 □ 患者全麻未醒去枕平卧头偏向一侧,肩部垫高,清醒后6小时可以枕枕头 □ 全麻24小时内卧床休息,看护好患儿 □ 密切观察填塞碘纺纱条及口内腭包有无松脱 □ 观察伤口出血情况,指导患儿勿咽下口内分泌物,口内分泌物及痰液无法咳出时,给予抽吸		□ 给患者氧气吸入 □ 观察伤口填塞纱条及口内腭包有无松脱,注意有无出血 □ 口腔护理 □ 心理护理	
健康指导	□ 严禁患儿大声哭闹和将手指、玩具等物纳入口中 □ 保持口腔清洁,鼓励患儿多饮水 □ 饮食:全麻清醒后6小时可以进流食,婴幼儿用汤匙喂养指导进食高热量、高蛋白、高维生素的温流质食物		□ 指导家属给流质饮食,用汤匙喂养,如水、米汤、牛奶 □ 家属注意看护,严禁患儿大声哭闹和将手指、玩具等物纳入口中 □ 鼓励患儿多饮水,漱口液漱口,每日5~6次 □ 保持口腔卫生清洁 □ 预防感冒	
变异记录	□ 无　　□ 有,原因: 1. 2.		□ 无　　□ 有,原因: 1. 2.	

腭裂临床护理路径表单（续表）

患者姓名 ＿＿＿＿ 性别 ＿＿＿ 年龄 ＿＿＿ 住院号 ＿＿＿＿ 进入路径日期 ＿＿＿ 年 ＿ 月 ＿ 日

时间	住院第 5~10 天 （手术后 2~7 天）	护士 签名	住院第 11 天 （今日出院）	护士 签名
护理评估	□ 定时评估生命体征 □ 腭部伤口 □ 进食情况 □ 睡眠情况 □ 口腔卫生		□ 腭部伤口愈合情况 □ 进食情况 □ 睡眠情况 □ 口腔卫生	
执行医嘱	□ 执行口腔科术后护理常规 □ 一级护理 □ 执行术后医嘱 □ 流质饮食		□ 停止各种医嘱,整理病案 □ 遵医嘱为患者办理出院手续 □ 执行出院临时医嘱	
护理	□ 观察伤口情况,保持伤口清洁干燥 □ 术后 5~7 天去除腭包,抽取碘仿纱条,观察有无出血		□ 整理床单元,做终末处理	
健康指导	□ 流质饮食,加强营养 □ 注意保暖,避免受凉 □ 防止摔跤和撞伤引起伤口裂开 □ 漱口液漱口,保持口腔卫生清洁		□ 保持口腔清洁 □ 继续流质饮食 3 周,半流质 1 周,加强营养 □ 出院 2 周内责任护士电话回访,解答患者家属提出的问题,健康指导 □ 术后 1 个月后开始行腭咽功能训练,如吹气球、吹口琴等 □ 正确指导语音训练	
变异记录	□ 无　　□ 有,原因: 1. 2.		□ 无　　□ 有,原因: 1. 2.	

腮腺混合瘤临床护理路径表单

适用对象：第一诊断为腮腺混合瘤，行腮腺浅叶＋混合瘤切除术

患者姓名 _____ 性别 ____ 年龄 ____ 住院号 _____ 进入路径日期 ____ 年 __ 月 __ 日

时间	住院第 1 天	护士签名	住院第 2 天	护士签名
护理评估	□一般情况：生命体征、饮食、既往病史、营养状况、药物过敏史、自理能力 □专科评估：肿块大小、质地、疼痛情况 □心理状况、社会支持状况 □经济状况		□一般情况 □专科评估 □心理状况、社会支持状况 □经济状况	
执行医嘱	□口腔科护理常规 □二级护理 □普食 □协助完成胸部 X 线（必要时）、腮腺区超声（必要时）、心电图 □遵医嘱给药		□口腔颌面外科术后护理常规 □二级护理 □普食 □遵医嘱给药	
护理	□介绍环境、医护人员等告知住院规章制度，妥善保管贵重品。介绍病房设施及使用方法（可根据病情简化） □介绍腮腺多形性腺瘤的疾病相关知识 □佩戴腕带 □指导/协助清洁，更换病员服 □心理护理		□做好各项基础护理，如晨晚间护理，保持床单位清洁舒适 □晨做血、尿、大便检查 □术前备皮、沐浴、更衣 □术前抗生素皮试	
健康指导	□对所执行的医嘱进行相应指导 □禁止吸烟 □解释术前及术后注意事项		□术前健康宣教，介绍术前准备的内容、目的和麻醉方式，术前禁食水时间 □对所执行的医嘱进行相应指导 □深呼吸及有效咳嗽指导 □指导患者正确排痰方法及床上排便法 □保持夜间病房安静，保证患者睡眠 □注意保暖，预防感冒	
变异记录	□无　　□有，原因： 1. 2.		□无　　□有，原因： 1. 2.	

腮腺混合瘤临床护理路径表单（续表）

患者姓名 ＿＿＿ 性别 ＿＿ 年龄 ＿＿ 住院号 ＿＿＿ 进入路径日期 ＿＿＿年 ＿月 ＿日

时间	住院第 3~4 天 （手术日）	护士签名	住院第 4~5 天 （术后第 1 天）	护士签名
护理评估	□ 定时评估生命体征、伤口出血情况 □ 麻醉恢复情况 □ 疼痛情况，指导患者评估方法 □ 切口情况 □ 有无出血等并发症 □ 伤口处引流管注意引流情况 □ 睡眠情况 □ 心理状况		□ 定时评估生命体征 □ 病情变化，尤其伤口渗血情况以及面神经功能 □ 疼痛情况 □ 负压引流色、量并记录 □ 有无出血、切口感染等并发症 □ 自理能力 □ 睡眠情况 □ 心理状况	
执行医嘱	□ 一级护理 □ 禁食 □ 吸氧、心电监护 □ 遵医嘱给药		□ 口腔颌面外科术后护理常规 □ 一级护理 □ 流质饮食 □ 遵医嘱给药	
护理	□ 核对腕带，更换病员服，去除首饰 □ 术毕回病房，交接患者，了解麻醉及术中情况，平卧，予以吸氧、心电监护，妥善固定各导管禁食 6 小时后进流质饮食 □ 按医嘱进行治疗 □ 平卧 6~8 小时后改半坐位，每 1~2 小时协助改变体位，活动肢体 □ 伤口护理 □ 留置引流管者进行相应护理 □ 疼痛护理 □ 心理护理 □ 留置导尿者给予相应护理 □ 做好个人清洁及生活护理		□ 做好生活护理及清洁护理 □ 半卧位 □ 疼痛护理 □ 切口护理 □ 协助患者下床活动 □ 保持尿管通畅，观察尿色、尿量并记录，会阴擦洗每日 2 次 □ 做好口腔护理，保持口腔清洁 □ 导尿管拔除后相应护理	
健康指导	□ 对所执行的医嘱进行相应指导 □ 深呼吸及有效咳嗽指导 □ 促进睡眠的方法 □ 早期下床活动，活动时保护切口及引流管方法		□ 对所执行的医嘱进行相应指导 □ 饮食指导 □ 鼓励患者适当增加活动时间 □ 术后饮食指导，鼓励进食清淡流质食物	
变异记录	□ 无　　□ 有，原因： 1. 2.		□ 无　　□ 有，原因： 1. 2.	

腮腺混合瘤临床护理路径表单（续表）

患者姓名 _____ 性别 _____ 年龄 _____ 住院号 _____ 进入路径日期 _____ 年 __ 月 __ 日

时间	住院第 5~6 天 （术后第 2 天）	护士 签名	住院第 7 天 （术后第 3~7 天，出院日）	护士 签名
护理评估	□ 定时评估生命体征 □ 病情变化 □ 疼痛情况 □ 切口情况 □ 有无并发症 □ 自理能力 □ 睡眠情况 □ 心理状况		□ 病情变化 □ 疼痛情况 □ 切口愈合情况 □ 有无并发症 □ 自理能力 □ 睡眠情况 □ 心理状况	
执行医嘱	□ 口腔颌面外科术后护理常规 □ 二级护理 □ 半流质饮食 □ 遵医嘱取相关标本，复查血常规及相关指标（必要时） □ 遵医嘱给药 □ 做好出院相关准备		□ 口腔颌面外科术后护理常规 □ 三级护理 □ 软食 □ 遵医嘱给药 □ 执行出院临时医嘱	
护理	□ 做好生活护理及清洁护理 □ 半卧位 □ 疼痛护理 □ 切口护理 □ 协助患者下床活动		□ 做好生活护理及清洁护理 □ 半卧位 □ 疼痛护理 □ 伤口护理：引流管拔出后伤口加压包扎，加压要适当均匀 □ 协助患者下床活动 □ 协助办理出院手续 □ 床单位终末消毒	
健康指导	□ 对所执行的医嘱进行相应指导 □ 告知患者一般伤口拆线时间 □ 逐渐增加活动时间		□ 给予饮食指导，禁吃酸性食物 □ 告知患者一般伤口拆线时间 □ 逐渐增加活动时间，给予出院指导 □ 随访时间 □ 出院带药指导 □ 饮食指导：禁食酸性食物 □ 活动与休息指导，劳逸结合 □ 伤口指导：保持清洁干燥，伤口出现异常情况及时就诊 □ 提供咨询渠道	
变异记录	□ 无　　□ 有，原因： 1. 2.		□ 无　　□ 有，原因： 1. 2.	

三叉神经痛临床护理路径表单

适用对象：第一诊断为三叉神经痛，行下牙槽神经撕脱术

患者姓名 _____ 性别 ____ 年龄 ____ 住院号 _____ 进入路径日期 ____ 年 __ 月 __ 日

时间	住院第1天	护士签名	住院第2天	护士签名
护理评估	□ 一般情况：生命体征、饮食、既往病史、营养状况、药物过敏史、自理能力 □ 专科评估：疼痛性质，持续时间，疼痛部位等 □ 评估患者所使用止痛药物 □ 心理状况、营养情况、社会支持状况 □ 睡眠情况		□ 一般情况 □ 专科评估 □ 心理状况、社会支持状况 □ 饮食及睡眠	
执行医嘱	□ 口腔颌面外科护理常规 □ 二级护理 □ 协助完成胸部立位X线、心电图、感染性疾病筛查（免疫八项）、头颅MRI等准备 □ 协助医生进行疼痛点定位（诊断性封闭） □ 遵医嘱给予药物		□ 口腔颌面外科术前护理常规 □ 二级护理 □ 留取血液标本，完成血常规、凝血功能、血生化等检查 □ 普食 □ 遵医嘱给药	
护理	□ 介绍环境、医护人员等，告知住院规章制度，妥善保管贵重物，介绍病房设施及使用方法（可根据病情简化） □ 佩戴腕带，核对检查项目及患者各项信息 □ 指导/协助清洁，更换病员服 □ 心理护理		□ 做好各项基础护理，如晨晚间护理，保持床单位清洁舒适 □ 术前健康宣教，介绍术前准备的内容、目的和麻醉方式，术前禁食、水时间 □ 做术前抗生素皮试 □ 疼痛护理 □ 心理护理 □ 协助床上使用便器，锻炼床上排便功能 □ 做好个人清洁及生活护理 □ 疼痛护理	
健康指导	□ 介绍手术过程 □ 指导进营养丰富流质饮食 □ 对所执行的医嘱进行相应指导 □ 禁止吸烟 □ 解释术前及术后注意事项		□ 对所执行的医嘱进行相应指导 □ 深呼吸及有效咳嗽指导 □ 促进睡眠的方法 □ 加强营养	
变异记录	□ 无　　□ 有，原因： 1. 2.		□ 无　　□ 有，原因： 1. 2.	

三叉神经痛临床护理路径表单（续表）

患者姓名 ＿＿＿＿ 性别 ＿＿＿ 年龄 ＿＿＿ 住院号 ＿＿＿＿ 进入路径日期 ＿＿＿ 年 ＿ 月 ＿ 日

时间	住院第 3~4 天 （手术日）	护士 签名	住院第 4~5 （术后第 1 天）	护士 签名
护理评估	□ 定时评估生命体征、伤口出血情况 □ 麻醉恢复情况 □ 疼痛情况，指导患者评估方法 □ 睡眠情况 □ 心理状况 □ 进食情况 □ 自理能力 □ 心理状况 □ 口腔卫生		□ 定时评估生命体征 □ 疼痛情况 □ 切口情况 □ 口腔卫生 □ 自理能力 □ 饮食指导 □ 睡眠情况 □ 心理状况	
执行医嘱	□ 口腔科术后护理常规 □ 一级护理 □ 营养丰富流质饮食 □ 遵医嘱给药		□ 口腔颌面外科术后护理常规 □ 二级护理 □ 流质饮食 □ 遵医嘱给药	
护理	□ 核对腕带，更换病员服，去除首饰 □ 术毕回病房，交接患者，了解麻醉及术中情况，平卧，予以吸氧、心电监护，妥善固定各导管，禁食 6 小时后进流质 □ 做好生活护理及清洁护理 □ 做好口腔护理，避免碰及扳机点 □ 保暖 □ 鼓励及协助患者渐进式下床 □ 疼痛护理、切口护理 □ 导尿管拔除后相应护理		□ 做好生活护理及清洁护理 □ 疼痛护理 □ 切口护理 □ 口腔护理，避免碰及伤口处 □ 心理护理	
健康指导	□ 对所执行的医嘱进行相应指导 □ 减轻伤口疼痛方法，尤其咳嗽、深呼吸、活动、排泄等时 □ 饮食指导：软食，避免过度咀嚼 □ 渐进式下床活动方法，保护切口 □ 鼓励患者下床排尿，不能下床者指导床上使用大小便器方法		□ 协助患者下床活动 □ 对所执行的医嘱进行相应指导 □ 饮食指导：软食，避免过度咀嚼 □ 鼓励患者适当增加活动时间	
变异记录	□ 无　　□ 有，原因： 1. 2.		□ 无　　□ 有，原因： 1. 2.	

三叉神经痛临床护理路径表单（续表）

患者姓名 _____ 性别 _____ 年龄 _____ 住院号 _____ 进入路径日期 _____ 年 __ 月 __ 日

时间	住院第5~6天 （术后第3~4天）	护士 签名	住院第7天 （术后第5~7天,出院日）	护士 签名
护理评估	□ 定时评估生命体征 □ 病情变化 □ 疼痛情况 □ 切口情况 □ 有无并发症 □ 自理能力 □ 睡眠情况 □ 心理状况 □ 口腔卫生		□ 疼痛情况 □ 切口愈合情况 □ 有无并发症 □ 自理能力 □ 睡眠情况 □ 心理状况 □ 口腔卫生	
执行医嘱	□ 口腔颌面外科术后护理常规 □ 二级护理（术后第4天,第5天改三级护理） □ 半流质饮食（第4天）,第5天改软食 □ 遵医嘱取相关标本,复查血常规及相关指标（必要时） □ 遵医嘱给药 □ 做好出院相关准备		□ 口腔颌面外科术后护理常规 □ 三级护理 □ 软食 □ 遵医嘱给药 □ 执行出院临时医嘱	
护理	□ 做好生活护理及清洁护理 □ 口腔护理 □ 疼痛护理 □ 切口护理 □ 协助患者下床活动		□ 做好生活护理及清洁护理 □ 口腔护理 □ 疼痛护理 □ 切口护理 □ 协助患者下床活动 □ 协助办理出院手续 □ 床单位终末消毒	
健康指导	□ 对所执行的医嘱进行相应指导 □ 告知患者一般伤口拆线时间 □ 逐渐增加活动时间		□ 告知患者一般伤口拆线时间 □ 逐渐增加活动时间 □ 给予出院指导 □ 随访时间 □ 出院带药指导 □ 饮食:禁食刺激性食物,增强营养 □ 活动与休息指导,劳逸结合 □ 伤口指导:保持清洁干燥,伤口观察及异常情况及时就诊,拆线时间 □ 提供咨询渠道	
变异记录	□ 无　　□ 有,原因: 1. 2.		□ 无　　□ 有,原因: 1. 2.	

主要参考文献

1. 卫生部医政司.普通外科临床路径.北京：人民卫生出版社，2012
2. 卫生部医政司.胸外科临床路径.北京：人民卫生出版社，2012
3. 卫生部医政司.泌尿外科临床路径.北京：人民卫生出版社，2012
4. 卫生部医政司.外科临床路径.北京：人民卫生出版社，2012
5. 卫生部医政司.肿瘤科临床路径.北京：人民卫生出版社，2012
6. 卫生部医政司.骨科临床路径.北京：人民卫生出版社，2012
7. 林芳郁.台大医院临床路径——护理篇.南京：东南大学出版社，2011
8. 杨春玲，张瑞敏.临床护理路径.北京：军事医学科学出版社，2009
9. 陈妙霞，黄师菊.临床护理路径·外科篇.广州：华南理工大学出版社，2012
10. 左爱芳，姚利，彭瑞琴，等.普通外科临床护理路径.北京：人民军医出版社，2008
11. 卫生部医政司.妇科临床路径.北京：人民卫生出版社，2012
12. 卫生部医政司.产科临床路径.北京：人民卫生出版社，2012
13. 卫生部医政司.眼科临床路径.北京：人民卫生出版社，2012
14. 卫生部医政司.耳鼻咽喉科临床路径.北京：人民卫生出版社，2012
15. 卫生部医政司.口腔科临床路径.北京：人民卫生出版社，2012